"你应该知道的医学常识"大型医学知识普及系列

总主编　舒志军
　　　　周　铭
主　编　陈建华
　　　　朱彦琪

明明白白看
高血压

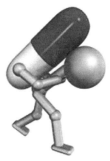

科学出版社
北　京

内 容 简 介

本书从一临床常见病例入手,通过对此病例的剖析引出高血压的相关知识。本书简单介绍了高血压的历史、心脏的解剖学相关知识及其功能,通过知识问答的形式详细阐述了高血压的概述、检查与诊断、治疗、预后与处理及中医知识,还介绍了降压按摩操。本书内容丰富、深入浅出、通俗易懂,有较强的指导性和实用性。

本书适合高血压患者及其家属阅读,也可供临床医护人员、医学生参考使用。

图书在版编目(CIP)数据

明明白白看高血压 / 陈建华,朱彦琪主编.—北京:
科学出版社,2018.7
("你应该知道的医学常识"大型医学知识普及系列/
舒志军,周铭总主编)
ISBN 978-7-03-057555-5

Ⅰ.①明… Ⅱ.①陈… ②朱… Ⅲ.①高血压–诊疗
Ⅳ.①R544.1

中国版本图书馆CIP数据核字(2018)第112468号

责任编辑:闵 捷
责任印制:谭宏宇 / 封面设计:殷 靓

科学出版社 出版
北京东黄城根北街16号
邮政编码:100717
http://www.sciencep.com
南京展望文化发展有限公司排版
江苏省句容市排印厂印刷
科学出版社发行 各地新华书店经销
*

2018年7月第 一 版 开本:A5(890×1240)
2018年7月第一次印刷 印张:3 1/2
字数:86 500
定价:20.00元
(如有印装质量问题,我社负责调换)

"你应该知道的医学常识"
大型医学知识普及系列
总编委会

丛书序

我院的中西医结合工作开始于20世纪50年代，兴旺于60年代，发展于80年代，初成于90年代，1994年我院正式被上海市卫生局命名为"上海市中西医结合医院"。如今，上海市中西医结合医院已发展成为一所具有明显特色的三级甲等中西医结合医院、上海中医药大学附属医院。从上海公共租界工部局巡捕医院开始，到如今"精、融、创、和"医院精神的秉持，八十几载传承中，中西医结合人始终将"业贯中西、博采众长、特色创新、精诚奉献"的理念作为自己的服务宗旨。

提倡中西医并重、弘扬中西医文化、普及中医药知识一直是中西医结合人不懈努力的内容，科普读物的编写也是这一内容的重要组成部分。医学科普读物是拉近医护工作者和患者距离的有力工具，通过深入浅出、平实易懂的文字，能够让人们更好地了解医学、理解医生，也能使医生和患者之间的沟通更加顺畅。

我院相关科室医护工作者积极编写了"你应该知道的医学常识"大型医学知识普及系列，通过临床鲜活的病例介绍和医生丰富的经验记录，强调突出中西医结合诊断及治疗特色，着眼于人们的实际需求，为人们提供更具参考性、更为通俗易懂的医学知识，提高人们对医学科学知识的了解。此次"你应该知道的医学常识"大型医学知识普及系列的编写，也是我院在常见病患者及普通人群健康管理方面所做的一次努力。

我相信，无论对于患者、健康关注者还是临床医护人员，这都是一套值得阅读的好书！

上海中医药大学附属上海市中西医结合医院院长

2016 年 11 月

前　言

高血压是我国常见的慢性疾病。目前,我国高血压患者约有2亿。据调查,2017年中国成人高血压患病率为8%,知晓率为56.55%,治疗率为52.55%,控制率为20.49%。而且,近年来各地高血压患病率都呈上升趋势,部分北方地区达30%。根据2017年全球疾病负担研究,中国每年由于血压升高而导致的过早死亡人数高达200万,2017年高血压等心血管系统疾病死亡率占总死亡率第一位(40.24%),现每年直接医疗费用达366亿元。目前,我国高血压的病情控制情况很不乐观,知晓率、治疗率和控制率都很低。据全国高血压抽样调查13省18岁及以上50 171名参与者显示,高血压的知晓率、治疗率、控制率和治疗控制率分别仅为42.6%、34.1%、9.3%和27.4%。由此可知,高血压的防治形势依然非常严峻。高血压是一种慢性疾病,危险因素包括膳食、吸烟、超重、肥胖等,可以导致心、脑、肾等多个器官的损害,危害重大。但高血压也是一个可控性因素,控制高血压可以明显降低心脑血管并发症的发生。疾病的防治必然牵扯到医务人员和患者两方面。不仅仅是医生开处方,更重要的是患者配合执行,同时辅以生活方式,如饮食、运动等,多方面的调整,才能取得良好的效果。双方共同努力,尤其患者的行为,是决定治疗成败的关键。

但目前的事实情况是，患者的依从性不尽如人意。我国高血压患者的特点是平时不测血压，往往在看病时或偶测发现，并且认为没有症状就没有高血压，头晕厉害就擅自加用高血压药物、症状消失就擅自停用高血压药物，选用药物时未注意对靶器官的损害、是否合并其他疾患。有观察发现，单用一种降压药物，能够坚持服用一年的患者仅占60%。再好的治疗方案，再好的药物，如果没有患者的坚持，治疗效果也等于零。但患者的不执行很大程度上是由于"不知"，不一定是"不愿"，患者不知道应该怎样服药、怎样检测、怎样运动等。让患者由"不知"到"知"，做到心中有数、明明白白，患者对治疗方案知晓、理解与充分认同，才能认真执行、坚持到底。

　　编者在临床上看到了太多的病例，由于早期的血压、血糖等得不到好的控制，直到最后发生了心力衰竭、心肌梗死、脑梗死等，使患者痛苦不堪。编者不希望这些悲剧一次次重演，希望能够在早期就将疾病控制好，让大家都能幸福生活。本着这个初衷，编者为大家全方位讲解高血压，让大家从各个方面将高血压看得清清楚楚、明明白白。

　　在此，对为本书付出辛勤劳动及大力支持的相关人员表示衷心感谢。本书在编写过程中，经多次修改，参考了相关的资料文献、书籍等，在此一并向这些学者表示感谢。本书由于编写时间紧，难免存在不足之处，敬请专家学者及广大读者批评指正，让我们弥补不足，修订再版。

主编
2018 年 1 月

目 录

第一章　经典病例

第一节　病历摘要

患者，苏先生，45岁。近2月余头晕、头胀，头重如蒙，后逢单位体检，发现血压异常，遂至医院就诊。经过多项检查后，诊断为"原发性高血压"，经一系列生活方式的调整及使用降压药物后，血压逐渐控制平稳。目前，患者在医生的指导下，继续进行药物维持剂量治疗，并遵医嘱定期随访。

第二节　病　史

·住院病史·

患者近2月余开始出现头晕、头胀，头重如蒙，偶有视物旋转、胸闷作恶、恶心。后颈部不适，本以为是睡眠欠佳所致，未予注意。上周单位体检，测量发现血压偏高，达155/100 mmHg。近1周，每天使用家中血压计自行测量，发现血压值波动于(150～170)/(90～110) mmHg，昨日拿到了体检报告，遂至医院心内科门诊就诊。体检报告中，肝功能轻度异常，血脂升高，空腹血糖正常，心电图、胸片正常，B超见脂肪肝。颈动脉有粥样斑块，其他未见明显异常。为进一步检查，收治入院。患者自发病以来，精神可、食欲可，睡眠一般，近3年应酬较多，体重上升30余斤，大便黏稠，小便黄赤。

· 既往史 ·

饮酒十余年，近3年白酒半斤/天，吸烟十余年，约20支/天。否认其他慢性疾病史。

· 家族史 ·

父亲有高血压，母亲有糖尿病，均为老年发病。父亲于2017年发生心肌梗死。

第三节　检　查

· 体格检查 ·

血压（左臂160/105 mmHg，右臂165/108 mmHg），心率（86次/分），呼吸（16次/分），体温（36.6℃）。身高（173 cm），体重（92 kg），腰围（98 cm），体重指数（BMI）为30.7。神志清楚，皮肤黏膜未见苍白、黄染或异常色素沉着。眼睑无水肿，巩膜无黄染，口唇无发绀，伸舌居中。甲状腺无肿大，未见颈静脉怒张。呼吸平稳，双肺呼吸音清，未及明显干、湿啰音。叩诊心脏相对浊音界无扩大。心律齐，各瓣膜听诊区未闻及额外心音、杂音。腹软，未见腹壁静脉曲张，无压痛，肝脾肋下未及，肝肾区无叩击痛，双下肢无水肿。四肢肌力、肌张力正常，未引出病理征。苔白腻，脉弦滑。

· 实验室检查及其他辅助检查 ·

1. 实验室检查

（1）血生化：肝、肾功能正常；空腹血糖（5.9 mmol/L），餐后2小时血糖（10.2 mmol/L），尿酸（578 μmol/L），钾（4.0 mmol/L），钠（134 mmol/L），氯（108 mmol/L）。

（2）血脂：血清总胆固醇（TC）（6.7 mmol/L），高密度脂蛋白胆固醇（HDL–C）（1.05 mmol/L），低密度脂蛋白胆固醇（LDL–C）（4.49 mmol/L），三酰甘油（3.56 mmol/L）。

（3）激素血清学：血肾素（16 pg/mL），血管紧张素（133 pg/mL），醛固酮（154 pg/mL），皮质醇（530 nmol/L）。

（4）甲状腺功能：正常。

（5）心肌酶学：正常。

（6）男性肿瘤指标：正常。

（7）B型钠尿肽（BNP）：27 pg/mL。

（8）血常规、尿常规、粪常规：正常。

（9）24小时尿生化：蛋白（－），钾（20 mmol/L），钠（78 mmol/L）。

2. 辅助检查

（1）心电图：基本正常。

（2）动态心电图（Holter）：窦性心律，平均心率77次/分，房性期前收缩30次，室性期前收缩5次，ST-T未见明显异常。

（3）动态血压（ABP）：24小时平均血压为154/94 mmHg，日间血压平均为159/98 mmHg，夜间血压平均为152/91 mmHg。

（4）心脏超声：静息状态下无明显异常。

（5）B超：右侧颈总动脉起始段软斑块1.8 mm×2.5 mm。

（6）肾动脉血管造影（CTA）及肾上腺CT：未见肾动脉狭窄及肾上腺增生。

（7）眼科会诊：眼底小动脉硬化Ⅰ级。

（8）睡眠呼吸监测：重度阻塞性睡眠呼吸暂停综合征合并重度低氧血症。

第四节 诊 断

·初步诊断·

1. 西医诊断 原发性高血压可能，代谢综合征，糖耐量异常，颈动脉硬化，阻塞性睡眠呼吸暂停综合征，脂肪肝。

2. 中医诊断 眩晕证，痰浊上蒙型。

·确定诊断·

1. 西医诊断 原发性高血压，代谢综合征，糖耐量异常，颈动脉硬化，阻塞性睡眠呼吸暂停综合征，脂肪肝。

2. 中医诊断 眩晕证，痰浊上蒙型。

第五节 治 疗

·治疗方法·

入院后完善相关检查,主要给予药物治疗及生活指导。

·治疗经过·

给予苯磺酸氨氯地平5 mg口服降压,加用辛伐他汀调节血脂治疗动脉硬化。建议给予二甲双胍口服控制血糖,患者拒绝。1周后检查结束,准予出院。出院时血压150/95 mmHg。

1. 出院医嘱

(1)口服苯磺酸氨氯地平每天5 mg;辛伐他汀每晚20 mg。

(2)快走或游泳,40分钟/次,每周至少5次。

(3)适量限制饮食饮酒,低盐饮食,减轻体重。

(4)戒烟。

(5)1个月后门诊随访。

2. 门诊治疗过程

(1)第一次复诊(1个月后):血压(150/90 mmHg)。加用福辛普利10 mg口服,每天1次,继续运动。

(2)第二次复诊(2个月后):血压(138/88 mmHg)。用药同前,继续运动。

(3)第三次复诊(3个月后):血压(135/82 mmHg),体重(88 kg)。用药同前,继续坚持运动。复查血生化:肝功能正常,血清总胆固醇(4.2 mmol/L),高密度脂蛋白胆固醇(1.18 mmol/L),低密度脂蛋白胆固醇(3.01 mmol/L),三酰甘油(2.2 mmol/L),空腹血糖(5.3 mmol/L),餐后2小时血糖(8.4 mmol/L)。

(4)第四次复诊(4个月后):血压(130/78 mmHg)。用药同前,继续坚持运动,已成功戒烟。

(5)第五次复诊(6个月后):血压(110/65 mmHg),体重(83 kg)。复查睡眠呼吸监测,无明显缺氧。继续坚持运动,苯磺酸氨氯地平减量。

(6)第六次复诊(8个月后):已自行停用苯磺酸氨氯地平1个月,血压维持在120/75 mmHg左右。体重（81 kg），BMI（27.1）。继续用福辛普利10 mg，每天1次，坚持运动。

（7）第七次复诊（10个月后）：曾尝试停用福辛普利，但血压会上升到150/90 mmHg，重新服用后，血压降至正常，维持在120/70 mmHg左右。复查血生化：肝功能正常，总胆固醇（3.6 mmol/L），高密度脂蛋白胆固醇（1.23 mmol/L），低密度脂蛋白胆固醇（2.68 mmol/L），三酰甘油（1.98 mmol/L），空腹血糖（4.4 mmol/L），餐后2小时血糖（7.6 mmol/L）。颈动脉超声：右侧颈总动脉软斑块1.5 mm × 2.1 mm。

第六节 结 果

遵医嘱治疗，并结合运动。出院后随访10个月，每天维持服用福辛普利10 mg，血压平稳、血糖和血脂异常明显改善、颈动脉斑块缩小、睡眠呼吸道梗阻状况消失、肝功能正常。

第七节 预 后

· 预后预期 ·

患者有代谢异常、阻塞性睡眠呼吸暂停，两者都可导致血压升高。在患者积极运动减重之后，代谢情况改善，睡眠呼吸暂停情况好转，血压仍高，但较最初时使用降压药物减少。因此，可以明确为原发性高血压，但是通过生活方式的调整已经去除了代谢及呼吸暂停的不良影响。按照高血压患者的危险分层（详见后文），其危险程度已经从高危降为中危，发生心脑血管并发症的风险大大降低。

· 家庭护理指导 ·

1. 生活指导　低盐低脂饮食，避免熬夜，限制饮酒、忌烟。

2. 用药指导　福辛普利5 mg，每天晨起服用。

3. 运动指导　维持运动，快走或游泳，40分钟/次，每周至少5次，保持体重，不超重、肥胖。

第二章　病例剖析

第一节　血压的历史

近代生理学之父威廉·哈维在1628年出版的《心血运动论》中第一次对循环系统做了比较详细的描述。他在实验中发现，当动脉被割破时，血液会像被压力驱使一样从血管里喷涌而出，这种力在触摸脉搏时也可以被感受到，这是人类第一次对血压有了认识。

第一次对血压的测量，是1733年英国皇家学会斯蒂芬·黑尔斯完成的。他用尾端接有小金属管的长9英尺（274 cm）、直径1/6英寸（0.42 cm）的玻璃管插入一匹马的颈动脉内，血液立即涌入玻璃管内，高达8.3英尺（270 cm）。这表示马颈动脉内血压可维持270 cm的柱高。这个有趣的实验揭开了人类测量血压的历史大幕。法国医生普赛利采用装有水银的玻璃管来测量血压，由于水银的密度是水的13.6倍，此法大大缩短了所用玻璃管的长度。但是，这种血腥、有创的测压法使患者和医生都很难接受，文献记载直到1856年，才有医生开始采用该法测量人的血压。学者们继续积极探索无创的方法，既然在体表可以感受到动脉的搏动，那么能否直接让脉搏的搏动传导给水银柱而不需要割开血管呢？1896年，意大利医生里瓦罗基发明了以压脉带（cuff）做成的非侵入式血压计，这种血压计由袖带、压力表和充气球3个部分构成，是目前常用血压计的雏形，并已具备所有的要素。虽然已经无须刺入血管，但准确性还比较欠缺，只能基于目测的结果得出一个推测的约数。大约10年后，俄国外科医生尼古拉柯洛特对其进行了改进,在测血压时,加上了听诊器,并革命性地定义出脉搏音与收缩压及舒张压之间的关系。这一改进使血压测量飞跃到一个全新的水平,一直到现在,它仍然是血压测量的基本方法,我们称测量血压时在动脉处听到的声音为柯氏音。之后大量临床应用证明,这种血压计测定血压的方法既准确,又安全。里瓦罗基发明了袖带血压计,为纪念其伟大贡献,意大利高血压学会设立里瓦罗基奖,以奖励在高血压研究领域获得突出成绩的医学工作者。

关于血压对人体的生理作用及血压与疾病的关系,科学家们也一直在探索,其间也经历了很多波折。早在20世纪10年代,西北互助人寿保险公司的医疗主管福西报道了为时数年的关于血压水平与过早死亡之间的关系的研究结果,认为收缩压越高,死亡的风险越大,收缩压高于160 mmHg的人发生早死的概率是140 mmHg的人的2.5倍。他建议公司应该对任何一份血压水平持续高于同龄人15 mmHg的保险申请做进一步审查。所以,福西可能是第一个提出"高血压"定义的人。但1949年,查理撰写的经典教科书《心脏病学》将良性高血压定义为不超过210/100 mmHg。

1930~1950年,美国的肺炎、流感、结核等传染性疾病逐渐得到控制。然而,1940~1950年,心血管疾病却迅速增长。到1950年,美国1/3的男性在60岁之前就已患心血管疾病,其患病率是癌症的2倍,成为美国人的头号致死性疾病。这也是第二次世界大战后平均寿命仍未超过45岁的原因之一。二战时期的英雄人物罗斯福、丘吉尔、斯大林,没有死于战争,却全部丧命于原发性高血压导致的脑出血。当时无人知道心脏病和脑卒中的病因,也没有有效的治疗可以延长寿命或使患者生存。来自世界各地的统计也表明,动脉粥样硬化性心血管病是一个世界性的问题。当时大多数医生仍认为动脉粥样硬化是不可避免的衰老过程,而高血压是心脏泵出的血通过老年人变窄的动脉而形成的。但也有人认为,心血管病是可以预防或延迟进展的,关键是鉴别出心脑血管病的危险因素和了解疾病进展特点,才可能采取预防和治疗措施。在一批有识之士的倡议下,1948年美国联邦政府赞助美国国立卫生研究心脏、肺和血液研究所启动了一个雄心勃勃的、可行的流行病学研究。1957年,研究首次定义高血压为血压≥160/95 mmHg,把高血压带进了数值时代。研究结果公布，人们才开始将高血压作为疾病对待，并同时发现吸烟、高胆固醇等都是心脑血管疾病的危险因素。随着血压、血脂等多方面控制率的提高，欧美等国的心脑血管疾病已经在20世纪70年代出现了拐点，发病率呈逐年下降趋势。

目前，世界各国的高血压诊断标准降到了140/90 mmHg，主要的依据是来自日本岩手县花卷市大迫町的研究。那里是典型的东北内陆地区农村，当地气候寒冷、居民饮食摄入的盐分过高而且动物性蛋白质、脂肪摄入不足，这些因素导致了该地区成为日本发生高血压与脑卒中最多的地区之一。在1986年，岩手县大迫医院开始了一项研究，分发血压计给大迫町的居民们，让他们每天在家自行测量血压。在初期，大迫医院主要研究家庭血压、诊室血压、24小时自由行动下血压与疾病之间的关系，在1993年发布了100多篇论文，到了2010年3月时大迫医院的研究发表的论文数量已经达到了292篇。随后大迫医院的研究逐步扩展至眼底、心电图、头部MRI、颈动脉超声、尿中微量白蛋白排泄量、电解质、脂质、耐糖性、血浆肾素、动脉硬化、齿科检查及抑郁症检查等，参与测量总人数已经11 381人。经过多年的数据积累与研究，发现相对诊室血压来说，家庭血压与脑卒中、脑梗死的发病风险具有更高的相关性，对心血管死亡及全因死亡的预后预测能力更强，并推出了新的高血压诊断建议。我国在1999年10月18日（第二个"全国高血压日"）召开的中外学者座谈会上宣布，开始采用140/90 mmHg作为我国诊断高血压的新标准，以替代140/90 mmHg为临界高血压、160/95 mmHg为确诊高血压的旧标准。

在祖国医学中，高血压属于眩晕范畴。最早记载于《黄帝内经》。

《黄帝内经》又称《内经》，是中国最早的典籍之一，也是中国传统医学四大经典之首。《内经》对其脏腑归属、病因等方面均有记述。例如，《素问·至真要大论篇》记为："诸风掉眩，皆属于肝。"指出眩晕与肝脏关系密切。又如，《灵枢·卫气》篇认为"上虚则眩"，《灵枢·海论》篇认为"髓海不足"，指出眩晕（部分就是原发性高血压）的病因是以虚者为主。后世历代医籍对眩晕也记载颇多。《三因极一病证方论·眩晕证治》认为，眩晕的病因有三：一为风寒暑湿之外因；二是喜怒忧思所致的脏气不行为内因；三乃饮食、房劳、失血等其他原因。三因而致下虚、上实，眩晕乃作。《丹溪治法心要》在眩晕的病因上偏重于痰,认为"无痰则不能作眩",治疗当以"治痰为主"。《景岳全书·眩晕》则强调"无虚不能作眩",指出"眩晕一证,虚者居七八九,而兼火兼痰者,不过十中一二耳"。治疗上认为"当以治虚为主",这些理论阐发和丰富了眩晕的病因病机,其治则治法至今仍为临床所常用。

不管是西医还是中医,对于原发性高血压的研究仍然在继续。对一个疾病的认识越充分,人类才越有可能更好地控制或消灭它。相信人类会在高血压相关的研究中不断前进。

第二节 心脏的解剖学相关知识

·心脏的形态特征·

人类的心脏位于胸腔中部偏左,体积相当于一个拳头大小,质量约350克。女性的心脏通常要比男性的体积小且质量轻。人的心脏外形像桃子,位于横膈之上,两肺间而偏左。

·心脏的解剖结构·

心脏由心肌构成,由左心房、左心室、右心房、右心室四个腔组成。左右心房之间和左右心室之间均由间隔隔开,故互不相通,心房与心室之间有瓣膜,这些瓣膜使血液只能由心房流入心室,而不能倒流(图2-1)。

·心脏的功能·

心脏是推动血液循环的动力器官,心脏做功,产生压力,推动血液在血管系统内流动,满足器官和组织对血流量的需要。血液循一定方向在心血管系统内循环流动,称为血液循环。血液循环的主要功能是运输。

(1)血液流经各器官、组织的毛细血管时,将血液中的氧气和营养物质带给组织细胞,组织细胞产生的CO_2和代谢产物进入血液,然后通过不同途径排出体外,维持机体内环境的相对稳定,保证机体的代谢活动正常进行。

(2)内分泌腺分泌的激素通过血液运输,运送到各器官并作用于相应的靶细胞,调节它们的生理活动。

(3)产热器官产生的热量由血液循环运送到皮肤,通过皮肤血流量的改变,调节身体与环境之间的热量交换,维持正常的体温。

(4)血液中的防御细胞和防御物质,如淋巴细胞、免疫抗体及凝血因子等,也通过血液循环实现防卫功能。

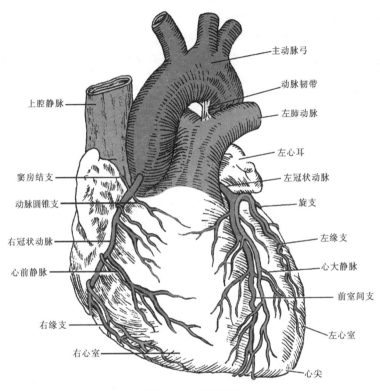

图2-1 心脏解剖图

第三节 知识问答

一、高血压概述

·什么是血压?·

血压,顾名思义,就是血管内流动的血液对血管壁的压力,所有血管里流动的血液对管壁都产生压力。人体的血管分三类:动脉、毛细血管和静脉，因此血压也就有动脉血压、毛细血管血压和静脉血压。而我们通常所讲的血压是指动脉血压，而且多是指上臂肱动脉或下肢股动脉等易于测量部位的动脉血压。

· 血压是如何产生的？·

血液之所以能从心室进入大动脉，然后依次流向小动脉、毛细血管、小静脉和大静脉，再回到心房，如此循环往复，就是因为心室—动脉血管—毛细血管—静脉血管—心房之间存在着递减的压差。那么血压是如何产生的呢？从上面说的过程我们就可以看出，维持一定的血压需要3个要素。

1. 心脏的泵血功能　在上面所说的血液循环过程中，心脏产生压力靠的就是心脏射血时心室肌收缩所释放的能量，这是血液流动的直接推动力，也是动脉压力的直接来源。心脏停止跳动就不可能有血压。心脏收缩的力量和频率共同决定了心脏产生压力的大小。一部分高血压患者，在心肌梗死后变成了低血压，就是由心脏自身的收缩力严重下降导致的。

2. 血管壁的弹性阻力　如果血管壁没有弹性、没有阻力，流经的血液全部迅速流入外周器官，就不会在血管壁上产生血压。但事实上，血液与血管壁之间的摩擦会产生阻力，外周小血管的收缩和毛细血管的部分关闭，多种因素都使得血液只能部分通过小动脉，还有一部分滞留于动脉系统内；一般情况下，左心室每次收缩时向主动脉内射出60～80 mL血液，只有1/3迅速流至外周脏器，其余约2/3暂时储存在主动脉和大动脉内。这些血液充盈和压迫管壁产生侧压，形成动脉血压。

3. 血管内足够的血容量　关于这一点，通俗一点说，就是要有足够的血液，即便有了心脏的收缩，有了完整的血管床，如果血管里是空的，没有血液，一样不可能产生血压。因此，足够的血容量也是维持一定血压的必要因素。如果循环血量不足，血管壁处于塌陷状态，便失去了形成血压的基础。大量失血、大量出汗、大量利尿/腹泻、长期食欲缺乏，都可能因为血容量不足而出现血压降低的情况。

心脏每次收缩射血时，左心室射入主动脉的血压一部分迅速流入外周血管，一部分滞留在大动脉内，使得动脉的弹性纤维被拉长，管腔扩大，心脏收缩所释放的一部分能量转换成大动脉的势能；心脏舒张期，射血停止，主动脉瓣关闭，原先被拉伸的动脉壁弹性纤维回缩，动脉管腔变小，势能又转变为动能，将收缩期储存的那部分血液继续推向外周，维持血流循环不间断。心脏收缩射血时，动脉血压迅速升高，峰值称为收缩压（或高压、上压，SBP）；心脏舒张时，动脉血压便迅速下降，最低值称为舒张压（或低压、下压，DBP）。收缩压与舒张压之差称为脉搏压（简称脉压），正常人脉压差为30～40 mmHg。一个心动周期中，各瞬间血压的平均值为平均动脉压。它是在一个心动周期内持续推动血液向前流动的平均推动力，能精确地反映心脏和血管的功能状态，计算方法是平均动脉压=舒张压+1/3×脉压。

血压的产生需要心脏的射血，加上足够的血容量及动脉血管的弹性，从而推动血液持续流动，并对血管壁产生压力，所产生的压力就是血压。

· 高血压很常见吗？·

高血压是最常见的心血管病。2016年我国18岁及以上居民高血压患病率为8%，全国患病人数超过2亿，约占全球高血压总人数的1/5。高血压是我国脑卒中和冠状动脉粥样硬化性心脏病（冠心病）人群发病及死亡的主要危险因素。控制血压达标可降低心脑血管疾病发病和死亡的总危险。

高血压是一种以动脉血压持续升高为特征的进行性"心血管综合征"，常伴有其他危险因素、靶器官损害或临床疾患，应根据心血管总体风险，决定治疗措施，进行综合干预。高血压是一种"生活方式病"，改变不良生活方式，限盐、限酒、控制体重，有利于预防和控制高血压。定期测量血压、规范管理、合理用药，是改善我国人群高血压知晓率、治疗率和控制率的根本。

·高血压是什么原因导致的?·

高血压分为原发性高血压及继发性高血压两大类。

1. 原发性高血压　90%以上的高血压患者属于原发性高血压。原发性高血压是指原因尚不完全清楚的血压升高;可能与遗传、饮酒、摄盐过量、吸烟、超重、过度紧张、运动量少等因素有关,目前尚难根治,但能被控制。

2. 继发性高血压　继发性高血压相对少见,占5%～10%,这种血压升高有明确原因,如肾脏疾病、内分泌疾病、肿瘤、药物等,原发病因去除后,血压可恢复正常。

·哪些疾病可能导致继发性高血压?·

很多疾病可能导致继发性高血压。

(1)肾脏疾病:慢性肾炎、肾动脉狭窄、肾脏肿瘤等。

(2)内分泌疾病:甲状腺功能亢进或低下、原发性醛固酮增多症、嗜铬细胞瘤、皮质醇增多症、垂体瘤、多囊卵巢综合征等。

(3)神经源性:颅内高压、脊髓损伤等。

(4)精神心理疾病。

(5)主动脉缩窄、主动脉瓣关闭不全等。

(6)睡眠呼吸暂停综合征。

(7)结缔组织病:系统性红斑狼疮、多发性大动脉炎等。

(8)妊娠。

(9)药物。

(10)单基因遗传病。

附:　继发性高血压典型病例

1. 原发性醛固酮增多症引起高血压

病史:周小姐,29岁。因"发现血压升高1年,血钾降低5个月"入院。检查发现存在明显"低血钾,高血压,碱中毒",血中肾素水平低、醛固酮水平升高,CT发现肾上腺结节样增生(图2-2),诊断为原发性醛固酮增多症(简称原醛症)、继发性高血压。经手术切除肾上

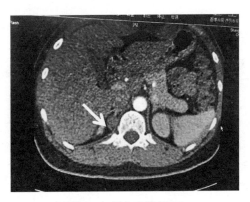

图2-2　肾上腺增强CT
提示: 右侧肾上腺内支结节 (21 mm × 12 mm) (箭头所指)

腺增生结节后,血压降至正常。

　　分析: 这就是一例典型的肿瘤(右肾上腺醛固酮瘤)继发性高血压的病例。肿瘤增生引起原发性醛固酮增多,而醛固酮是一种可以升高血压并同时引起尿钾排出增多的激素,因此临床上表现为高血压伴低血钾。

　　原发性醛固酮增多症是继发性高血压中最常见的病因。2010年由中华医学会内分泌分会牵头,在全国11个省、19个中心对1 656例难治性高血压患者进行了筛查,发现其中原发性醛固酮增多症的患病率为7.1%。与原发性高血压患者相比,原发性醛固酮增多症患者不仅血压难以控制,而且心脏、肾脏等高血压靶器官损害更为严重。因此,早期诊断、早期治疗就显得至关重要。

　　原发性醛固酮增多症主要分为6型,即醛固酮瘤、特发性醛固酮增多症(特醛症)、原发性肾上腺皮质增生、家族性醛固酮增多症、分泌醛固酮的肾上腺皮质癌及异位醛固酮分泌瘤或癌。最多见的是醛固酮瘤和特发性醛固酮增多症。醛固酮瘤表现为单侧肾上腺腺瘤自主分泌醛固酮,本例患者就是这种情况。特发性醛固酮增多症可表现为双侧肾上腺正常,增大或多个小结节,也可表现为单侧肾上腺孤立性结节。对于醛固酮瘤或单侧肾上腺增生患者可行腹腔镜下单侧肾上腺切除术,如果患者存在手术禁忌或不愿手术,推荐使用醛固酮受体拮抗剂(螺内酯)治疗。大多数的原发性醛固酮增多症是可以治疗的,关键是及早诊断,恰当治疗。

中华医学会内分泌学分会肾上腺学组建议对以下人群进行原发性醛固酮增多症筛查。

(1)持续性血压＞160/100 mmHg、难治性高血压。

(2)高血压合并自发性或利尿剂所致的低钾血症。

(3)高血压合并肾上腺意外瘤。

(4)早发性高血压家族史或早发(＜40岁)脑血管意外家族史的高血压患者。

(5)原发性醛固酮增多症患者中存在高血压的一级亲属。

(6)高血压合并阻塞性睡眠呼吸暂停综合征。

2. 嗜铬细胞瘤引起高血压

病史:王女士,38岁。因"突发头痛,心悸,恶心,脸色苍白半小时"至急诊就诊。测量血压明显增高,为230/150 mmHg。入院后进一步检查,血尿,儿茶酚胺明显升高,肾上腺CT显示右侧肾上腺3 cm×3 cm占位,结合临床表现,诊断为嗜铬细胞瘤,经手术治疗后痊愈。

分析:这是另外一例肿瘤引起高血压的病例。嗜铬细胞瘤是起源于肾上腺髓质或其他嗜铬组织的肿瘤,由于肿瘤组织阵发性或持续性分泌过多的儿茶酚胺(主要是去甲肾上腺素和肾上腺素,还有少量多巴胺),从而引起阵发性或持续性高血压,因此高血压往往是嗜铬细胞瘤的首诊症状;儿茶酚胺还可以提高机体的基础代谢率,从而使患者表现出高代谢的症状,如怕热、多汗、心动过速、消瘦。王女士就诊时有明显的头痛、高血压、多汗、心动过速和消瘦症状,这些都是嗜铬细胞瘤的典型症状。90%的嗜铬细胞瘤位于肾上腺,也有不到10%位于腹腔其他部位甚至胸腔、颈部和颅内。嗜铬细胞瘤绝大多数是良性肿瘤,约有10%的嗜铬细胞瘤是恶性的,多见于老年人,有肾上腺外的嗜铬细胞瘤。有些嗜铬细胞瘤可以有明显的家族史,很多还伴有其他内分泌肿瘤,称为多发性内分泌肿瘤,这可能与基因突变有关。

嗜铬细胞瘤首选手术治疗，术前使用药物控制血压。控制嗜铬细胞瘤的药物主要是α肾上腺素受体阻滞剂，如酚苄明、哌唑嗪，此外钙拮抗剂、扩血管药物也有一定疗效，但是想要长期应用药物控制嗜铬细胞瘤的高血压是不太可能的，有条件还是要进行手术治疗。

临床上嗜铬细胞瘤并不多见，约占整个高血压人群的千分之一，大多数患者如果得到正确的治疗可以取得满意疗效，但如果得不到正确的诊治，会造成严重后果甚至死亡。对于严重高血压，多种药物不能有效控制，尤其波动很多、骤升骤降、同时伴有高代谢症状等典型临床表现者，应该注意检查排除嗜铬细胞瘤，对于有嗜铬细胞瘤家族史的患者也应该进行筛查。

3. **肾脏疾病引起高血压**

病史：刘先生，49岁。因"头晕、头痛不适1月余"就诊，测血压为240/140 mmHg，检查发现尿蛋白（+++）、血肌酐940 μmol/L。追问病史，患者平时工作忙碌，1年前曾因头晕不适自测血压偏高，未就诊，近半年发现尿中泡沫较多。近2个月出现胃口不佳，晨起刷牙时恶心，体重轻度减轻。进一步检查后，诊断为慢性肾脏病，即肾性高血压，经血液透析治疗及药物控制血压后，病情平稳。

分析：由单侧或双侧肾实质疾病所引起的高血压，统称为肾实质性高血压，如慢性肾炎、肾病综合征等，几乎每一种肾实质疾病都可以引起高血压。肾动脉狭窄导致肾缺血引起的高血压，称肾血管性高血压。上述两者统称为肾性高血压。肾脏疾病引起高血压的机制主要有两方面：大多数的肾实质性高血压是由于肾脏排泄功能障碍，不能正常排出水、盐，造成水钠潴留，进而血容量扩张，血压上升；而肾动脉狭窄和少部分肾实质性高血压是由于肾素-血管紧张素-醛固酮升高，全身小动脉收缩；同时醛固酮导致水钠潴留，加重高血压。

另外，血压长期控制不佳，也会造成高血压肾病。高血压肾病是由高血压引起的肾脏结构和功能损害，分为良性高血压肾硬化症和恶性高血压肾硬化症，肾小动脉硬化，产生蛋白尿，最终影响肾功能。

高血压越严重,病程越长,高血压性肾病及肾衰竭的发生率越高。怎样判断是高血压引起的肾脏病还是肾脏病导致的高血压?一般从患者的病史上的高血压和肾脏病时间先后可以判别,另外肾性高血压多伴有慢性肾脏疾病的其他表现,如贫血等。但是到了后期,高血压和肾损害同时存在,两者互为因果,互相加重。

肾脏是一个默默工作的器官,同时肾脏的代偿功能非常强大。只有当肾功能减退到比较严重的程度时患者才会出现症状,如恶心、食欲缺乏、水肿、夜尿增多等。此病例中的患者来就诊时B超已经提示双肾萎缩,明确是慢性肾脏病早已存在。回顾患者病史,1年多前已经发现血压增高,未引起重视。在疾病后期,高血压和肾功能恶化形成恶性循环。只能进行肾脏的替代治疗,也就是透析,并辅以降压药物治疗。

4. "打鼾"引起高血压

病史:李先生,33岁。因"活动后胸闷气短3月余,加重1周"入院。检查发现心脏扩大,心功能下降,经动态血压检查发现患者夜间血压升高,明确为隐匿性高血压。进一步进行睡眠监测,发现患者存在重度的睡眠呼吸暂停。给予睡眠时呼吸机正压辅助通气治疗,2个月后患者血压正常,长期随访发现心脏缩小,心功能改善。

分析:此患者是一个很有趣的病例。患者表面上一切正常,检查却发现已经发展到心脏扩大、心功能不全的地步。心脏扩大的原因是夜间高血压。夜间高血压很难被发现,由于看到心室壁肥厚,医生进一步追查血压,进行动态血压检查,才发现患者的夜间血压明显高于正常。为什么单纯夜间血压升高呢?是打鼾引起的。

严重的打鼾,睡眠时有间歇性的呼吸停止,称为睡眠呼吸暂停综合征。此病中年以上肥胖者多见,分为阻塞性、中枢性及混合性三种。呼吸道阻塞或中枢神经病变导致睡眠时呼吸暂停并憋气,缺氧。患者睡眠质量差,白天感觉疲劳、困倦,记忆力、注意力下降,还可出现抑郁、焦虑、易激惹、口干、性欲减退和高血压等。严重的睡眠呼吸暂停需要积极治疗,部分呼吸道阻塞者,可行手术治疗;人工机械通气,也就是呼吸机治疗,也是一种很常用的治疗方法。不少患者使用呼吸机治疗改善通气后，血压下降，本例患者就是这样一个典型病例。

5. 药物引起高血压

病史：李先生，64岁。因"反复头晕1周"就诊。患者1年前发现高血压后一直口服福辛普利治疗，血压控制良好。1周前无明显诱因下出现头晕，测血压160/100 mmHg。询问得知患者近2周因腱鞘炎，自行服用美洛昔康，每天2片。考虑美洛昔康可能引起血压增高，且患者腱鞘炎已缓解，嘱其停用该药。患者停药1天后，复测血压140/82 mmHg。2周后电话随访，患者血压平稳。

分析：美洛昔康属于非甾体抗炎药，主要通过抑制前列腺素生成，发挥解热、镇痛、抗炎的作用。但是，抑制肾脏前列腺素合成可导致水钠潴留，使外周血管阻力增高，血压升高；还可以减少缓激肽的水平，削弱缓激肽诱导的血管舒张作用，导致外周小动脉收缩，血压升高。患者之前服用的福辛普利是通过控制前列腺素的合成和释放发挥部分降压作用的，因此非甾体抗炎药能削弱福辛普利的降压作用。其他降压药物，如β受体阻滞剂、利尿剂与非甾体抗炎药合用，也有类似的影响，但钙离子拮抗剂则无此类作用。建议高血压患者如使用非甾体抗炎药，应加强其血压的监测，如需长期服用，可能需要调整降压用药方案。

另外，口服避孕药、肾上腺类固醇类、可卡因、甘草、麻黄等，都可引起血压升高，影响降压治疗效果，使用时请注意监测血压。

6. 心理问题引起高血压

病史：王女士，53岁。因"头晕4个月"至医院就诊。该患者4个月前因有头晕、乏力，测量发现血压偏高，为150/96 mmHg，开始口服培哚普利治疗。后来血压控制不佳，1个月后加用氨氯地平（络活喜），再次随访效果依然不理想，血压维持在（150～160）/（95～110）mmHg，1个月后再加用比索洛尔，仍然不能控制血压。来心血管科门诊就诊，仔细询问发现，患者的丈夫半年前一个夜晚在睡眠中猝死，此后患者一直恐惧、睡眠很差。考虑患者血压与心理因素及睡眠障碍有关，请心理科医生会诊，加用抗焦虑及镇静药物后，患者血压恢复正常,降压药物逐渐减量。

分析:此例患者初看是一个难治性高血压,但实际上却是一个由心理因素引起的继发性高血压。降压药物对患者起效甚微,抗焦虑治疗却能很好地控制血压。单纯因心理因素导致的血压升高,称为心理性高血压;其是继发性高血压的一种。患者有明显的、较持久的精神紧张史,在精神紧张的基础上出现原发性高血压的表现,如血压高、头痛;单用降压药物治疗无效或不明显;通过调整心态及使用精神放松的药物,如抗焦虑药可获得立竿见影的效果。心情平静时血压正常。对此类患者,心理治疗是最重要的,往往可以事半功倍,同时可以辅以降压药物。

·有哪些特殊类型的高血压?·

1. 白大衣高血压 就是老百姓口中的假性高血压。有些人去医院就诊时,在医生诊室测量血压时血压升高,但回到家中自己测血压或24小时动态血压监测时血压正常。这是由于患者见到穿白大衣大夫后精神紧张,血液中儿茶酚胺增多,使心跳加快,同时也使某些血管收缩,增加外周阻力,从而导致血压上升。过去认为这种白大衣高血压仅仅是患者精神紧张,短时间血压上升,不是真正的高血压。现在经研究发现这种"白大衣高血压"可能是处于正常血压与明显持续性高血压之间的一种中间状态,需进行密切观察。

随着高血压诊断及防治研究的进展,白大衣高血压越来越受到人们的重视。有人认为其可能与患者产生的应激反应和警觉反应、体重、血脂、血糖、吸烟等有密切关系。白大衣高血压有以下特点。

(1)特定的场所、医务人员与患者交谈的语气情绪均能影响到测得的血压值。

(2)动态血压监测:白大衣高血压患者24小时动态血压均显著低于持续性高血压患者。目前,用此方法来确诊白大衣高血压。

可从以下方面预防白大衣高血压。

(1)控制引起高血压的危险因素,做到合理膳食、减轻体重、限盐限酒,进行适当的体力活动。

（2）注意情绪调整和防止紧张，正确对待并设法缓解各种心理压力。

（3）可以运用疏肝理气的中药治疗，如梅花加合欢皮等中药泡茶，对部分患者有效，具体需根据体质辨证论治用药。

2. 隐匿性高血压　就是诊室血压正常，但平时自测血压或夜间血压升高，院内血压＜140/90 mmHg，院外血压≥135/85 mmHg。隐匿性高血压包括清晨高血压、夜间高血压等。隐匿性高血压由于不易被发现，经常到出现并发症了才被检查出来。在偶测血压正常的人中，大约有10%的人是隐匿性高血压。动态血压检查是很好的发现隐匿性高血压的工具，另外加强家庭自测血压也是很重要的方法。发现有不明原因的靶器官损害的患者，如蛋白尿、心脏肥厚等，一定要进行动态血压筛查。

以下几类患者容易出现隐匿性高血压或者隐匿性未控制高血压的情况。

（1）老年患者血压变异性增大，此类患者一般以男性为主。

（2）老年高血压患者，餐后有血压降低现象。

（3）生活工作高压力人群，此类人群日常血压可能会升高，而院内检查往往无法诊断其高血压情况。

（4）吸烟、酗酒无度者。

（5）长期静坐的肥胖人群，其运动耐受性差，但是院内检查往往仅确诊其为高血压前期。

（6）存在导致夜间高血压的疾病或生活习惯的患者，如代谢综合征、糖尿病、慢性肾病、睡眠不足及阻塞性睡眠呼吸暂停综合征。对于此类患者，除了关注诊室血压外，我们更应该关注家庭自测血压或者动态血压的水平。

3. 盐敏感性高血压　盐的摄入量是高血压的一个重要环境因素，但在人群内个体之间对盐负荷或减少盐的摄入呈现不同的血压反应，存在盐敏感性问题。所谓血压的盐敏感性是指高盐饮食会使他们的血压明显增高；而严格限制食盐摄入后，血压会随之下降，这种高血压称为盐敏感性高血压。中国高血压患者中,60%为盐敏感患者。实践证明,在高血压的早期或轻型高血压患者,单纯限盐即可能使血压恢复正常。而对中、重度高血压患者,限制盐的摄入量,不仅可提高其他降压药物的疗效,还可使降压药物的剂量及种类减少,大大降低副作用和药品费用。所以,不管是从预防高血压的角度,还是治疗高血压患者的角度,限盐都是有益的。

世界卫生组织(WHO)对成年居民每日食盐摄入量的推荐量为6 g。我国居民每日食盐摄入量偏高,平均为12 g,其中农村居民12.4 g,城市居民10.9 g。81.6%的居民食盐摄入量超过6 g,农村居民高盐更甚于城市居民。

近期流行病学研究显示,我国居民限盐观念迅速提升,据调查上海市居民知晓"成人每天食盐摄入量不超过6 g"的比例为79.5%,知晓"过多食盐摄入与高血压相关"的比例为91.3%。农村居民的知晓率却远远偏低。

目前,人群减盐已经成为我国一项重要的公共卫生倡议和行动。自2011年起,国家卫生健康委员会和山东省人民政府联合在山东省全省范围启动了山东省减盐防控高血压项目,旨在探索适合我国国情的减盐干预策略和措施,探索减盐对高血压及心血管事件变化趋势的影响,一项研究显示高盐饮食导致的高血压直接经济负担随减盐饮食指标的升高(从10 g/d降低到6 g/d)而降低(从15.35亿元降低到10.74亿元),这就意味着开展食盐摄入干预项目,将山东省居民每天食盐摄入量减少得越多,其可能带来的经济收益越高。

烹饪时添加的调味品是我国居民盐摄入的主要来源,占80%。限盐勺和限盐罐是限制和减少家庭调味品的适宜技术工具,2010年中国慢性疾病监测调查显示,我国居民家庭限盐勺普及率为10.2%,东部地区(18.8%)高于中部(4.5%)和西部地区(7.3%)。建立有效的盐评估方法,加大限盐勺等健康支持工具的发放力度,帮助居民逐步减少食盐的使用量,在限盐困难时推广代用盐,动员全社会共同行动,是我国限盐管理的关键。另外,限盐的同时还应该注意增加钾盐的摄入。钠、钾的平衡对血压稳定也非常重要。

4. H型高血压 H是同型半胱氨酸英文首字母,代表同型半胱氨酸。血同型半胱氨酸增高又称高同型半胱氨酸血症,伴有高同型半胱氨酸血症的高血压称为H型高血压。我国成年高血压患者中,H型高血压约占75%(男性占91%,女性占60%)。

引起同型半胱氨酸升高的原因主要有维生素B_6、维生素B_{12}与叶酸摄入不足,遗传,富含甲硫氨酸蛋白饮食。高同型半胱氨酸血症是动脉粥样硬化的独立危险因素,与外周血管疾病及脑血管疾病、高血压及高血压性心脏病、冠心病的发生密切相关。许多研究发现,同型半胱氨酸可破坏血管内皮细胞,使血管结构发生改变等,从而导致血管功能紊乱。高血压合并高同型半胱氨酸,二者协同增加心脑血管并发症的风险,产生1+1>2的效应。H型高血压患者心脑血管并发症发生率较单纯高血压患者高出约5倍,较正常人高出25~30倍。高血压和高同型半胱氨酸血症在导致心血管事件上存在明显的协同作用,在男性约增加12倍风险,在女性增加的风险则达28倍。

控制H型高血压关键在于降低血压并降低同型半胱氨酸,改善生活方式及积极药物治疗是关键。生活方式干预包括适当控制富含甲硫氨酸蛋白饮食,补充富含叶酸、维生素B_{12}的食物,如猕猴桃、菠菜、黄豆等。药物治疗包括服用叶酸、维生素B_6及维生素B_{12}。

· 高血压有哪些危害? ·

高血压是心脑血管疾病的危险因素,可显著增加心脑血管事件的发生率,也就是脑卒中、冠心病等的发生率,同时对肾脏、眼睛及全身的脏器都有损伤,具体介绍如下。

1. 损伤血管 首先,高血压可以损伤血管,形成动脉粥样硬化。血液在血管内流动,对血管壁有一定的切应力。当血压过高时,压力增大，尤其在血管分叉的地方，高速血流直接冲击分叉处的管壁，血管内皮受损。血液中的低密度脂蛋白胆固醇乘虚而入，从破损的地方进入内皮下，越来越多地积累在管壁中，形成动脉粥样硬化斑块。血管弹力纤维断裂、中膜增生、管壁增厚、僵硬度增加、动脉顺应性下降，氧化应激、肾素–血管紧张素–醛固酮系统激活、炎症反应等多项机制都参与了动脉粥样硬化的发生发展过程。

大动脉并发症包括主动脉夹层、腹主动脉瘤、颈动脉硬化、肢体动脉硬化、心脏和脑损伤。

小动脉受损主要表现为动脉硬化，内皮下有玻璃样物质沉积，管壁增厚变硬，管腔狭窄甚至闭塞。受损的小动脉主要有眼底动脉及肾脏入球小动脉（详见肾脏损伤部分）。眼底损伤表现为3个阶段：血管收缩期、硬化期、渗出期，严重者可以引起眼底出血、视力受损。高血压患者约70%伴有眼底病变。

2. 损伤肾脏　肾入球小动脉属于小型动脉。在血流侧压力及各种活性物质的作用下，小动脉壁代偿性增厚，小动脉硬化，舒缩功能降低。肾小球动脉硬化，肾脏血流量下降，肾实质缺血。肾小管对缺血更敏感，因此高血压肾损害最早的临床表现就是肾小管功能障碍，主要表现为夜尿增多，低比重尿。后期肾小球出现缺血性损害时，就出现蛋白尿。肾脏由于缺血而萎缩、肾功能进行性下降。有时高血压突然增高，超过了肾脏的自身调节能力，就可能出现恶性肾小动脉硬化，快速进入肾衰竭。

3. 损伤心脏

（1）高血压致心力衰竭：高血压可以增加心脏负担，最终导致左室肥厚、心脏扩大、心力衰竭。心脏左心室每次打开瓣膜准备向主动脉射出血液，都必须有足够的压力克服主动脉内的压力，才能将血液射出。主动脉内的压力越高，心脏的负荷越大，就必须要耗费更多的能量。简单地说，血压越高，心脏越累。心脏拼命工作，慢慢地就会使心肌肥厚，就像网球运动员练粗了手臂一样。这时左心室壁向心性增厚，但心室腔不大。但是，肥厚的心室壁增生的不仅是肌肉，同时还有细胞间的基质。肥厚的心室壁弹性下降，心脏舒张时就需要耗费更多的能量。左室肥厚是心血管病发病率及死亡率的强预测因子,发生率是20%~40%。再后来,心脏无法维持它的弹性,就像一直被过度拉长的橡皮筋失去了弹性一样,即使拉力去除也无法再使橡皮筋复原,心室腔开始离心性扩大。大到一定到程度,心脏的收缩舒张功能受损,就进展到心力衰竭阶段。高血压患者发生心力衰竭的概率是正常血压者的6倍。

(2)高血压致冠心病:心脏冠状动脉硬化的后果就是其供血区缺血缺氧。开始时,安静状态下,供血供氧与需氧平衡,没有症状;但随着血管腔狭窄加重,内皮损伤,血管扩张功能储备下降,在一些需氧增加的情况下,供需平衡被打破,就会出现缺血缺氧表现,劳累后心绞痛发作。下肢动脉狭窄引起的间歇性跛行也是同样的机制。这些狭窄的血管,一种情况是管腔狭窄逐渐加重,直至完全闭塞,但在这个缓慢的过程中,其他邻近的血管会通过代偿机制,部分代替它的功能,因此并不是每个患者都会因出现临床症状而就诊,反而更多是被检查发现;另一种情况是,斑块突然破裂、溃疡或出血,诱发血栓形成,使血管短时间内完全堵塞,由于血流是短时间内突然中断,这时候的临床症状会非常明显,表现为心肌梗死甚至猝死,严重危及生命。

另外,高血压还可以引发期前收缩、心房颤动等多种心律失常。

4. 损伤脑 高血压引起颅内小动脉硬化,血压降低时可引起腔隙性脑梗死;高血压引起动脉粥样硬化,血管狭窄致脑缺血,血管闭塞引起脑梗死;长期高血压引起小动脉及微动脉壁变薄形成动脉瘤,血压骤升使动脉瘤破裂形成脑出血。动脉硬化,血管弹性减退,脆性增加,容易出血,表现为脑出血,另外还可能有鼻出血、结膜出血、眼底出血等。

· 三高有什么危害? ·

三高是指高血压、高血糖、高血脂三者同时存在。高脂血症主要分为四型:高胆固醇血症(总胆固醇＞5.18 mmol/L)、高甘油三酯血症(三酰甘油＞1.70 mmol/L)、混合型高脂血症(胆固醇和三酰甘油均高于正常范围)和高低密度脂蛋白胆固醇血症(低密度脂蛋白胆固醇＞3.37 mmol/L)。由于低密度脂蛋白是导致动脉硬化的关键物质，目前所说的控制胆固醇，都是以低密度脂蛋白胆固醇达标作为主要治疗随访目标。高血糖包括糖尿病和糖尿病前期的空腹血糖受损和糖耐量异常。

血压、血糖、血脂异常同时存在，对人体的损害不是简单相加，而是协同倍增。例如，高血压合并糖尿病患者，比单纯高血压患者或单纯糖尿病患者的心血管并发症风险提高近2倍，这类患者中冠心病的患病率可高达25%，另外，蛋白尿、视力损害、肾脏损害也明显增加。而高血压和高血脂更是造成动脉硬化的两个"祸根"。由于血压高，对血管壁的冲击力大，血管内皮损伤，血流中的"坏胆固醇"趁机钻进血管内膜，在局部越积越多，就形成了斑块。如果斑块趋于稳定那是万幸。但如果患者某次情绪波动明显，血压骤然升高，斑块破裂，血栓形成，那就是心肌梗死或者脑梗死，甚至造成猝死，后果不堪设想。

根据在中国门诊高血压患者中进行的China CONSIDER研究结果发现，我国高血压人群中，62.1%合并血糖代谢异常，65.5%合并血脂异常，三者并存的情况占46.5%。2002年，中国家庭健康调查表明，依据中华医学会糖尿病分会的诊断标准，中国18岁以上居民代谢综合征的患病率为6.6%。我国目前有近14亿人口，约有2亿高血压患者，推算一下就知道，三高的人数竟以亿计数。这么多的同胞们深受其害，我们必须大声呼吁，医务人员和患者朋友，合作努力，战胜疾病。

二、高血压的检查与诊断

· 测量血压的方法有哪些? ·

目前，用于血压测量的方法有3种，分别是诊室血压、动态血压监测及家庭自测血压；3种方法各有其优缺点，其中诊室血压是最常用的方法。

1. 诊室血压测量　诊室血压是由经过专业培训的医护人员在诊

室按照标准规范进行测量的血压,目前尚是评估血压水平、对高血压进行诊断、分级及临床疗效评估的主要手段。尽管此方法相对规范、客观,但仅能测定某一个时间点的血压水平;而血压是会受到时间、地点等环境因素的影响;对于高血压的诊断和随访而言,我们更关注的是患者一天中多个时间点乃至"寒暑易节"长期的血压水平。很显然,诊室血压测量是不能满足这一要求的。

2. 动态血压监测 很多情况下,医生会使用24小时动态血压来评估患者的血压水平。动态血压监测是由自动的血压仪,于24小时内程序性地对患者进行多次血压测量,一般为白天每半小时1次,夜间睡眠时间每小时1次。此方法均在患者日常生活的环境下完成血压测定,更能客观地反映患者日常生活的血压水平,而且可用于排除白大衣高血压和发现隐匿性高血压。另外,由于仪器技术改进,此方法不仅能保证每一次的测定准确无误,而且一天中多次测定的结果可以用于评估短时变异和昼夜节律,这也是影响高血压患者治疗疗效的两个重要指标。但是,动态血压测量需要患者至医院就诊,经医生开具申请单,并预约佩戴测量仪、隔天归还,具有不便利和增加经济成本的缺点。

3. 家庭自测血压 家庭自测血压越来越受到重视。一般是在患者熟悉的情况下,由患者本人或者患者家属使用血压计对患者的血压进行测量。研究证实,准确的家庭自测血压能更客观地反映患者日常生活中的血压水平,评估长期的血压变异和降压疗效,与心血管疾病预后具有更密切的关系。家庭血压不仅可以避免白大衣高血压,还能发现隐匿性高血压,而且能增强患者的参与意识,改善患者的治疗依从性。家庭自测血压适用于一般高血压患者的血压监测、白大衣高血压识别、难治性高血压的鉴别,评价长期血压变异、辅助评价降压疗效、预测心血管风险及评估预后等;以往血压测定需要使用水银柱血压计,操作比较困难,非专业人员较难准确地测定血压,且水银柱血压计很难由患者自己完成测量,家庭自测血压难以推广。近年来,随着自动血压计的普及,患者能很轻易地完成血压的自我准确测定。可以预见,不远的将来,对于高血压患者的血压管理,家庭自测血压将扮演更重要的角色。

·测量血压的仪器有几种?·

常用的血压计有水银柱血压计、气压式血压计、电子自动血压计和动态血压仪。动态血压仪一般仅用于24小时动态血压测定。气压式血压计因其便于携带,也曾广泛使用,但其准确性相对较差,需要频繁定期校正,现基本不推荐使用。所以,比较推荐的血压测定仪仅为水银柱血压计和电子自动血压计。水银柱血压计价格比较便宜,如果能规范使用,仍然是比较好的血压测定工具;但水银挥发后具有毒性,会污染环境,且测量时需要结合听诊,所以对操作者具有一定的听力和经验要求。电子血压计又可分为手腕式和上臂式,手腕式电子血压计准确性差于上臂式,一般不推荐使用。上臂式电子血压计操作简便、测定准确,是家庭自测血压的最佳选择;如果条件允许,也推荐用于诊室血压的测定。但选购上臂式电子血压计时应该选择正规厂家,并按要求定期进行校正。

·如何选择测量血压的部位?·

由于全身动脉血管大小、位置不同,相应的血压也不尽相同。我们常说的血压,都是以上臂肱动脉血压为准;特定情况下,我们可能还需测定双下肢股动脉或主动脉的血压。多数人右上臂血压高于左侧,所以用于诊断是否有高血压时,我们一般测量右侧上臂肱动脉的血压;但是在初次测定血压时,应该同时测定双侧上臂血压,其中较高值为血压测定值;此后随访时均采用同侧血压。正常人一般左右两侧上臂血压可以相差10 mmHg左右,如果差别大于20 mmHg,则提示可能存在局部血管疾病。

测量上臂血压时,多采用坐位,两腿放松、落地,手臂与心脏同水平,也就是大约胸骨中部水平。测量时完全裸露上臂,袖带中部平铺于肱动脉之上,袖带的下缘位于肘窝上2～3 cm。袖带绑缚需松紧适度,以能塞入两个指头为宜。不应直接把袖带缚于厚衣物之外进行测量。

·测量血压过程中有哪些注意事项？·

（1）受试者在温度适宜且安静的室内休息至少5分钟，测量前避免激烈活动、进食及饮用水以外的饮料，排空膀胱，测压时要保持坐位，安静，不讲话，不跷二郎腿。

（2）选择定期校正的水银柱血压计，或者经过验证的电子血压计，使用气囊长22～26 cm、宽12 cm的标准规格袖带。如果患者臂围超过常用气囊的使用范围，应使用大小合适的气囊。

（3）测量坐位时的上臂血压，上臂应置于心脏水平，完全裸露。

（4）以第一次听到的声音为收缩压，以第二次听到的变化或消失音为舒张压。

（5）水银柱血压计测量血压，单次记录血压值尾数应精确到2 mmHg；电子血压计以血压计显示的血压数值为准，尾数可以为0～9的任何数字。

（6）每次至少间隔1～2分钟，测量2次，取2次测量的平均值，若2次测量结果差别比较大（5 mmHg以上），应再次测量。家庭自测血压最好能连续测3次，每次测量间隔1分钟，取后2次平均值为测定值。

（7）首诊时要测量两侧上臂血压，以后通常测量较高读数一侧的上臂血压。

（8）对疑似有直立性低血压，应测量直立位后的血压。

（9）测量血压的同时应测量脉率。

·家庭自测血压什么时候测比较合适？·

高血压患者应该每日测量清晨起床前、后血压和服药前血压，以及睡前血压。起床前血压易忽视，临床上有晨峰高血压者易发生心脑血管事件（即脑出血、脑梗死、心肌梗死），因此需要重视，每次测量2～3次，间隔1分钟。初诊或血压不达标或不稳定患者，最好在就诊前连续测量5～7天，血压控制良好者，每周测量1天。如果血压确实比较稳定，可以适当地减少测量次数，每天测一个时间点的血压。为了尽量避免各种影响因素，早晨血压应在进食前、服药前、起床数小时内测量,晚上血压尽量在晚饭后、洗浴后、服药后、就寝前测量;测压前要排空小便。

在家中规律监测血压,可以提高患者管理自我血压的积极性,也有助于提高高血压的控制率和治疗质量,但也有可能引起患者焦虑甚至自行改变降压方案。对于过度焦虑的患者,不建议频繁测量血压。

·如何诊断高血压?·

高血压指在未服用降压药物的情况下,收缩压和(或)舒张压超过正常值。按照WHO建议使用的血压标准是正常成人收缩压 ≤ 140 mmHg(18.6 kPa),舒张压≤ 90 mmHg(12 kPa)。高血压患者是收缩压≥ 140 mmHg和(或)舒张压≥ 90 mmHg。2010年,《中国高血压防治指南》根据血压升高水平,又进一步将高血压分为1级、2级和3级(表2-1)。诊断高血压时必须多次测量血压,一般需要非同日测量3次来判断血压升高程度及其分级,尤其是轻、中度血压升高者。仅1次血压升高者尚不能确诊,但需随访观察。有条件的应同时积极采用家庭血压或动态血压诊断高血压。家庭血压≥135/85 mmHg;动态血压白天 ≥135/85 mmHg,或24小时血压平均值 ≥ 130/80 mmHg为高血压诊断的阈值。

表2-1 高血压诊断标准[《中国高血压防治指南》(2010版)]

分 类	收缩压(mmHg)	舒张压(mmHg)
正常血压	< 120	< 80
正常高值	120~139	80~89
高血压	≥ 140	≥ 90
1级高血压(轻度)	140~159	90~99
2级高血压(中度)	160~179	100~109
3级高血压(重度)	≥ 160	≥ 100
单纯收缩期高血压	≥ 140	< 90

按照这个诊断标准,经典病例中的苏先生多次测量血压均超过 140/90 mmHg,而且24小时动态血压平均值为154/94 mmHg,也明显超出诊断标准,因此诊断高血压没有问题。

· 哪些高血压患者需要进一步检查以排除继发性高血压? ·

（1）发病年龄＜30岁,且没有家族史的年轻高血压患者。

（2）血压波动幅度大,通常达到3级高血压(＞180/110 mmHg)。

（3）难治性高血压患者(联合使用3种或3种以上降压药物依然控制不理想)。

（4）常用五大类降压药物效果不佳。

（5）血压波动大或阵发性高血压。

（6）坚持服药情况下,原本控制良好的血压突然明显升高。

（7）双上肢血压不对称,相差过多。

（8）体检闻及血管杂音。

（9）明显低钾血症,又无法用其他原因解释。

（10）高血压伴有大量蛋白尿、大量红细胞、大量白细胞等。

（11）单侧肾萎缩。

（12）急性心力衰竭或一过性肺水肿。

（13）服用血管紧张素转化酶抑制剂(ACEI)/血管紧张素受体阻滞药(ARB)后出现肾功能急剧恶化。

建议有上述情况的高血压患者到心血管内科或高血压专科就诊。听从医生建议,进行肾脏、肾动脉、肾上腺影像学检查,血液生化化验,相关激素水平等的监测,必要时甚至需要进行全身检查,以发现隐匿的肿瘤、肾脏疾病、血管狭窄、内分泌疾病、结缔组织病等多种可能引起继发性高血压的基础疾病。

· 为什么要对高血压患者进行综合评估? ·

高血压不是指单纯的血压升高,更重要的是机体状态的改变。人是一个有机的整体,长时间高血压会引起并发症,高血压与其他疾病并存可互相影响,越多的疾病集中在一起,患者的风险就越大。因此,高血压是一个临床综合征,是整个机体的病理状态。血压很高的患者和血压轻度升高的患者的危险程度是不一样的;一个单纯的高血压患者,和一个同时合并糖尿病及肾功能不全的患者,显然后者的危险程度更高。也就是说,患者整体的危险程度,是血压水平、同时伴随的其他疾病、遗传倾向等多种因素综合作用的结果。一旦发现高血压,应该立即到医院进行全面的检查,将各项伴随存在的危险因素及已经合并存在的疾病状态查清楚,做一个全面的评估,进行危险分层,对自己的身体状况有一个全面的了解,并对将来的并发症风险有一个清楚的认识。医生需要了解所有信息,方能给出长期治疗管理方案,包括生活方式的调整、药物的使用,一些特殊的患者可能还会有其个体化建议。找到可以改变的地方开始调整,如加强运动、改善睡眠等,把预防的阵线提前。这样不会在发生了脑梗死、心力衰竭等并发症以后,才开始追悔莫及。

苏先生初次就诊时,医生就全面问诊及检查,以了解其各方面的情况,综合评估,判断其发生心脑血管病变的危险程度。

· 需要从哪些方面对高血压患者进行全面的检查与评估?·

接诊一个高血压患者时,医生会从以下方面对患者的病情进行全面的评估:① 确定是不是高血压;② 评估高血压的水平及其合并的其他疾病状态;③ 寻找有没有高血压的病因或不良生活习惯等可以治疗或逆转的因素;④ 进一步检查以发现是否已经发生了靶器官损害。具体内容如下。

(1)血压情况:在没有服用降压药的情况下,要求非同日3次测量血压,收缩压≥140 mmHg和(或)舒张压≥90 mmHg,如果正在服用高血压药物,而血压控制在140/90 mmHg以下,依然是高血压患者。如果初次发现血压高,可给予动态血压监测以助诊断。

(2)病史采集:询问病史,以了解患者血压升高的病程及有无可能引起继发性高血压的疾病的表现,同时伴随的其他疾病状态、有无并发症的临床表现、患者的生活习惯、家族病史等。

问诊的具体内容包括：患高血压多久了？血压水平是什么？有什么不适症状？有无心脑血管疾病、肾脏病等并发症？有无糖尿病、高血脂、痛风或其他慢性疾病？有没有服过降压药物，效果如何，有没有副作用？有没有在服用其他可能影响血压的药物？是否吸烟？是否饮酒？饮食习惯偏咸吗？有规律运动的习惯吗？睡觉打鼾严重吗？睡眠如何？工作及家庭中有没有长期引起情绪紧张压抑的因素？女性患者在怀孕过程中有没有血压、血糖异常？现在是否已绝经？有没有高血压、糖尿病、脑卒中、冠心病等的家族史？患病家属是什么年龄发病的？

这些问题有助于医生从各个方面了解病情及背景，患者也可以自己比对一下自身的情况。

（3）体格检查：为了发现是否存在靶器官损害、合并症，需进行相关的体检，测量血压、身高、体重、腹围，测双上肢血压，必要时测四肢血压，检查心脏有无血管杂音，有没有特殊的色素沉着、皮疹、满月脸、水牛背、下肢水肿、肾区叩痛等。主要为发现有无可能引起继发性高血压的基础疾病及高血压并发症的情况。

（4）进一步实验室检查：为了发现可能的病因、靶器官损害情况及伴发的其他临床疾病，包括常规血液肝肾功能、电解质、血糖、血脂、引起血压升高的相关激素、同型半胱氨酸、血尿常规、尿蛋白定性定量、24 小时尿电解质测定等；心电图、超声心动图、胸片、动脉多普勒、动态血压、脉搏波传导速度（PWV）及踝臂指数（ABI），肾脏、肾上腺 CT/MRI，肾动脉、冠状动脉血管造影，眼底检查，睡眠呼吸监测等。

· 如何评估靶器官损害？·

（1）左心室肥厚：心电图、心脏超声。

（2）颈动脉粥样硬化：颈动脉内膜中层厚度（IMT）及斑块形成；2010 年《中国高血压防治指南》将 IMT＞0.9 mm 定为异常。

（3）脉搏波传导速度：经济快捷，是非侵入性检查手段，反映大动脉的僵硬度。临床最常用的是颈-股动脉脉搏波传导速度(cfPWV)，2010年《中国高血压防治指南》将cfPWV＞12 m/s定为异常。

（4）踝臂指数：下肢动脉收缩压与上肢动脉收缩压的比值，可以反映有无下肢动脉狭窄，踝臂指数＜0.9提示有外周动脉疾病，2010年《中国高血压防治指南》将其列为亚临床靶器官损害指标。

（5）眼底检查：高血压眼底改变。

（6）肾脏损害：微量白蛋白尿或白蛋白/肌酐上升；估算肾小球滤过率降低或血清肌酐轻度升高。

以上检查用于发现亚临床靶器官损害，已经明确知晓的冠心病、脑卒中、肾衰竭等，根据以往的病史即可明确。当然也有一些患者没有发生心绞痛或心肌梗死，但血管造影等检查发现冠状动脉已经形成斑块及狭窄，这也是亚临床血管损害的一种表现。其与颈动脉硬化同属于动脉血管损害的表现。由于颈动脉彩超检查方便易行，而且颈动脉与全身重要脏器动脉血管病变程度一致性很高，因此被推荐为动脉硬化损伤的常规检查。当然有条件做更详细的检查更好。

· 如何评估高血压患者的危险程度？·

2010年《中国高血压防治指南》中有危险分层表（表2-2）和危险分层项目表（表2-3），《中国高血压基层管理指南》（2014年修订版）中有简化危险分层项目表（表2-4）。根据病史资料及检查结果，比对表中的各项指标，即可对患者进行危险分层。

表2-2　高血压患者的危险分层表

	1级高血压	2级高血压	3级高血压
无危险因素	低危	中危	高危
1～2个危险因素	中危	中危	很高危
≥3个危险因素或靶器官损害	高危	高危	很高危
并发临床疾患或糖尿病	很高危	很高危	很高危

表2-3　高血压患者危险分层项目表

心血管危险因素	靶器官损害（TOD）	伴临床疾患
• 高血压（1～3级） • 年龄（男性＞55岁；女性＞65岁) • 吸烟 • 糖耐量受损（餐后2小时血糖7.8～11.0 mmol/L）和（或）空腹血糖异常（6.1～6.9 mmol/L) • 血脂异常 TC≥5.7 mmol/L（220 mg/dL）或LDL-C＞3.3 mmol/L（130 mg/dL）或HDL-C＜1.0 mmol/L（40 mg/dL) • 早发心血管病家族史（一级亲属发病年龄＜50岁） • 腹型肥胖（腰围：男性≥90 cm 女性≥85 cm）或肥胖（BMI≥28 kg/m²） • 高同型半胱氨酸＞10 mol/L	• 左心室肥厚 心电图：Sokolow-Lyons＞38 mv 或Cornell＞2 440 mm·mms 超声心动图LVMI：男≥125 g/m²,女≥120 g/m² • 颈动脉超声IMT（0.9 mm）或动脉粥样斑块 • 颈-股动脉脉搏波速度（12 m/s)（*选择使用） • 踝臂血压指数＜0.9（*选择使用） • 估算的肾小球滤过率降低 [EGFR＜60 mL/（min·1.73 m²）/] 或血清肌酐轻度升高：男性115～133 mol/L（1.3～1.5 mg/dL)，女性107～124 mol/L（1.2～1.4 mg/dL) • 微量白蛋白尿：30～300 mg/24 h 或白蛋白/肌酐比：≥30 mg/g（3.5 mg/mmol）	• 脑血管病：脑出血、缺血性脑卒中、短暂性脑缺血发作 • 心脏疾病：心肌梗死、心绞痛、冠状动脉血运重建、充血性心力衰竭 • 肾脏疾病：糖尿病肾病、肾功能受损 血肌酐：男性 [133 mol/L（1.5 mg/dL)] 女性 [124 mol/L（1.4 mg/dL)]蛋白尿（＞300 mg/24 h） • 外周血管疾病 • 视网膜病变：出血或渗出、视盘水肿 • 糖尿病 空腹血糖≥7.0 mmol/L（126 mg/dL）餐后2小时血糖≥11.1 mmol/L（200 mg/dL）糖化血红蛋白（HbA1c）≥6.5%

注：TC为总胆固醇；LDL-C为低密度脂蛋白胆固醇；HDL-C为高密度脂蛋白胆固醇；LVMI为左心室质量指数；IMT为颈动脉内膜中层厚度；EGFR为表皮生长因子受体。

表2-4　简化危险分层项目表 [《中国高血压基层管理指南》(2014年修订版)]

高血压分级（mmHg）	危险因素	靶器官损害	临床疾病
1级：140～159/90～99 2级：160～179/100～109 3级：≥180/110	• 年龄 • 吸烟 • 血脂异常	• 左室肥厚 • 颈动脉内膜增厚或斑块	• 心、脑、肾脏疾病 • 周围血管病

续 表

高血压分级(mmHg)	危险因素	靶器官损害	临床疾患
	• 早发心血管病家族史 • 肥胖	• 血肌酐轻度升高	• 视网膜病变 • 糖尿病

三、高血压的治疗

· 高血压如何治疗？·

绝大多数的高血压患者是原发性高血压，所谓原发性就是指没有特定原因，而是由遗传、生活方式和环境等多方面因素综合导致的高血压。就目前的医学水平而言，原发性高血压是无法治愈的，但可治可控。治疗方法主要包括改善生活方式及药物控制血压。而继发性高血压指血压升高是继发于其他疾病，如肾上腺瘤等，去除原发病，如切除肿瘤后，血压就随之降为正常。继发性高血压的治疗，不在本书的范围。

· 原发性高血压患者有哪些治疗措施？·

（1）生活方式的调整：限盐。

（2）控制血压达标：包括药物降压及近年来兴起的去交感神经的手术治疗。

（3）危险因素治疗：包括控制血糖、调节血脂治疗；血糖的控制目标是空腹血糖≤6.1 mmol/L或糖化血红蛋白≤6.5%。

（4）抗血小板治疗：高血压合并冠心病、脑血管病、外周血管粥样硬化疾病者应给予抗血小板治疗；高血压伴糖尿病、心血管高风险者（10年心血管总风险≥10%），应该用小剂量阿司匹林预防患者发生冠心病、脑卒中等严重并发症。

· 高血压合并冠心病如何诊治？·

先看一个典型的高血压合并冠心病的病例。患者为中年男性，原发性高血压史5余年，吸烟多年。平时服用珍菊降压片，血压控制不佳。一天行走时突发剧烈胸痛，心电图、心肌酶等检查后诊断为急性心肌梗死。入院行急诊冠脉造影见右冠状动脉中段完全闭塞（图2-3），行右冠状动脉支架植入术，术后胸痛缓解。术后规律服用拜阿司匹林、氯吡格雷、阿托伐他汀、氨氯地平、贝那普利等（图2-4）。血压控制正常，胸痛症状缓解。

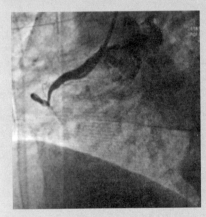 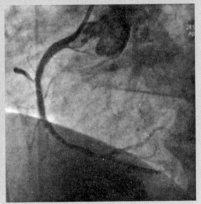

图2-3　急性心肌梗死时，右冠状动脉中段完全闭塞　　图2-4　支架术后，原血管内狭窄解除，血流通畅

1. 高血压和冠心病的关系　　冠心病的全称是冠状动脉粥样硬化性心脏病，也就是给心脏供血的冠状动脉血管变硬了，长了斑块，最终部分或者完全堵塞，从而导致心脏缺血。人的血管从生下来开始，就在不断老化，而高血压加速了这个过程。打个比方，家里的橡皮水管，用了一段时间之后，就老化变硬了，血管也是一样的。长期的高血压，使得血管一直受到更大的张力，血管壁就会增生，弹性下降，血管就会变硬。高压力的血流，还会不断地冲击血管，使得血管内膜形成小的伤口，这些小伤口引起的局部炎症和增生，都会加重动脉粥样硬化。再加上现代人吃得太好，动得太少，很多高热量、高脂肪的食物吃进去，血液里面垃圾太多，渐渐堆积到血管里面，最终就形成了粥样斑块。冠状动脉管腔狭窄，心肌供血不足，患者就表现为心绞痛。如果

堵塞血管的粥样斑块突然破裂，引发血栓形成，就会导致血管急性完全闭塞，临床上表现为心肌梗死。除了高血压，还有很多问题也是罹患冠心病的帮凶，如吸烟、糖尿病、胆固醇升高、尿酸升高、家族遗传、肥胖、缺乏运动、熬夜等。

2. 冠心病的症状 本例患者是以持续剧烈胸痛为表现。胸痛是冠心病的典型表现。对于中老年高血压患者，一定要注意胸痛。胸痛也分很多种，有针刺样痛，或者一跳一跳的痛，几秒钟就过去，这种胸痛一般不用担心，常是神经性的。如果一活动就痛，走路或者爬楼梯时痛，痛得走不动路，需要休息好一会儿才缓解，那就要注意了，很可能是冠心病的表现。如果突然胸痛，非常剧烈，满头冷汗，持续一刻钟还没有好转，应赶紧去医院，很可能是冠心病里面最严重的一种——心肌梗死。另外，一些不典型的患者，可能表现为胸闷、气短甚至牙痛、左侧肩部或上肢酸痛。还有一些患者表现为晕厥或猝死。而长期糖尿病的患者，由于末梢神经受损，感觉迟钝，即使已经发生了心肌梗死，也可能没有胸痛症状。

3. 诊断冠心病要做的检查 心电图是我们最常用的检查，有些疾病，如典型的心肌梗死，心电图可以明确诊断。但是其他很多时候，可能心电图提供的信息有限或以假乱真。这时候就需要更进一步的检查。明确有无冠心病须进行的进一步检查有四大方法。

（1）最累的检查——活动平板心电图。其实还是心电图的一种，不过不是普通的心电图，是专门捕捉活动时缺血证据的超级心电图。心脏什么时候最容易缺血呢？休息的时候？还是活动的时候？显然是后者。活动时全身用血量大大增加，心脏当然也要努力工作，把血液输送到全身，这时候心脏本身需要的血液也是大大增加的。如果有冠心病心脏缺血的话，这时候表现最明显。活动平板心电图就是记录此时缺血的证据。做这个检查时，需要跑步或者蹬脚踏车，逐步增加运动量，直到气喘吁吁跑不动。不过，也有测不出或者太敏感的时候。如果运动不到位，缺血就不容易测出来。

还有一些女生，反应比较大，明明没有缺血，可是心电图上也有类似的表现。

（2）最吃货的检查——心肌核素显像。吃两个荷包蛋就能检查心脏，简直是吃货们的最爱。当然，这两个荷包蛋可不是普通的荷包蛋，里面藏有核素。吃下去以后，核素被吸收到血液里，最终被心肌细胞摄入。这时候，检测一下核素的分布。核素多的地方即是血流最丰富的地方，核素少的地方就是缺血的地方。核素检查也有它的局限性，有的时候不是血管堵塞让细胞"吃不饱"，而是细胞自己功能差。例如，有些心肌炎的患者，部分心肌坏死了，送到"嘴边"也没能力"吃"，也是缺血表现。

（3）最严格限制的检查——心脏血管CT。往血管中注射造影剂，X线不能穿透这种造影剂。当造影剂到达心脏血管的时候，做心脏血管CT，这时候通过造影剂的形状就能"看"到血管的样子，再将这些图像重建处理一下，心脏上的血管就呈现在我们面前。不过，心脏一直在跳动，做心脏血管CT时，我们只能选择心脏跳动后相对静止的那一刹那进行扫描。如果心脏跳动太快，或者跳动得不规律，可能使得图像采集质量不佳，影响检查的结果。控制心跳，使心跳慢一点、规律一点，才能看得准一点。

（4）最全副武装的检查——心脏血管造影。心脏血管最精准的检查就是血管造影。医生通过患者手上或者腿上的血管，把一根细管子送到心脏冠状动脉的开口，直接把造影剂注射到血管里面，在X线下观察血管的样子，对于一些特殊的病变，还可以送入血管内超声，看得更明白。这是目前最准确、最清楚观察血管的方法，有没有问题一目了然。不过，大家都知道，X线辐射对身体有伤害。对于患者来说，做一个血管造影与做一个CT的辐射量差不多；可是对医生来说，一天几十个患者，一年上千个患者，日积月累，受到的伤害非常大。所以，医生要全副武装，穿上厚重的铅衣，保护自己，但就算是这样，也只能保护重要的部位，隔绝一部分的射线。时间长了，一样会受到辐射的伤害。

心脏血管检查的四大方法，能够帮助我们了解自己的血管，确认是否有冠心病。

4. 冠心病的治疗　首先是吃药。不管高血压还是冠心病，药物治疗是基础。清理血管里的垃圾，那就要用到降血脂药，如他汀类药物。避免血管里面形成小血凝块而堵塞血管，需要抗血小板药物，如阿司匹林。还有一些扩张血管、改善症状的药物，如β受体阻滞剂、硝酸甘油等。

其次是"修理血管"。轻度的堵塞不需要处理，只要好好吃药，不要让堵塞加重就可以。可是，严重的堵塞只靠吃药就不行了，随时可能把血管完全堵死，或者已经完全堵死了。这时候，疏通血管有两个方法。内科的方法是通过穿刺做介入手术。把一根很细的钢丝，通过堵塞的地方，用一个气囊把"堵路的垃圾"挤到一旁，然后用合金支架把整个管道撑起来保持通畅，这就是放支架。外科的方法是不管现在堵塞的血管了，直接"新修一条路"。拿自己的血管，一头接在主动脉上，一头接在堵塞的远端，像一座桥一样跨过堵塞病变，这就是做搭桥。两种方法各有利弊，总体来说，放支架越来越成为主流，因为其创伤比较小，恢复快，更容易为患者所接受。不过，如果遇到三根心脏血管全部出问题的情况，还是外科一次性解决比较好。每个人的血管情况不一样，最好听主管医生的建议。

在急性心肌梗死的时候，尽早开通堵塞的血管是最重要的。合适的患者，医生会推荐患者进行静脉溶栓或急诊冠脉造影治疗。这都是开通血管的办法。前者禁忌证较多，可能有些患者不适用。但前者操作简单，向静脉里注药，缺点是疗效不确切，血管再通率大约为3/4，而且它仅能溶解新近形成的最终堵塞血管的那些血栓，并不能溶解早已慢慢形成的粥样斑块，还有引起其他部位出血的风险，如脑出血、消化道出血等。国外已经实施在救护车上对合适的患者进行早期溶栓，再配合后期的介入手术。而急诊冠脉造影可以通过冠脉血管的情况看得一目了然，同时对于本次发病堵塞的血管，使用血栓抽吸、球囊扩张、支架植入等多种手段使血流再通畅。在有条件的医院，这是首选。患者如果发生了急性心肌梗死，一定要积极配合医生的治疗，疏通血管是关键的救命措施，对于降低急性期的死亡率及改善以后的生活质量，都是至关重要的。

5. 冠心病的预防　一句话：健康饮食，加强运动，戒烟戒酒，平稳降压。

常言道，病从口入，很多疾病和饮食是分不开的。营养过剩，运动太少是现代人的常态。健康的饮食，不仅可以降低血压，还可以减少冠心病的发生。健康的饮食就是多吃蔬菜水果，少吃肉。当然什么都不吃营养不良了也不行。还有，少吃盐也很重要。人的血液中盐的浓度是恒定的，多了少了都要出大问题。所以，吃进去的盐多了，血液里面盐分增高，人体就会加好多水进去稀释盐分，让浓度平衡，那血液的量就会变多，血压就会升高。WHO建议，成年人每天补充盐分6 g就够了，国家也发了限盐的小勺。所以，对高血压的控制不仅是吃药，平时生活中的一点一滴都很重要。

生命在于运动，这不只是一个口号。运动的时候，人的整个机体都调动起来，每一个细胞都"努力工作"，血流的速度也比平时快很多。血流快了，垃圾就不容易堆积在血管里，也不容易形成小凝血块从而堵塞血管，而且可以加快新陈代谢，把身体里不需要的垃圾排出去。我们都知道肾脏是排泄身体垃圾的器官，汗腺也是，虽然毛孔很小，但是全身的汗腺加起来，排泄能力也很可观，只不过平时"工作不够努力"而已。运动还可以增加血管的弹性，防止血管老化，血管年轻了，身体自然也年轻了。另外，运动还可以消耗多余的糖分和脂肪，减轻体重，增加肌肉组织，这些都可以有效降低血压，降低冠心病的发生率。所以说，生命在于运动。

吸烟是生命第一杀手，吸烟人群肺癌和冠心病的发病率明显上升。戒烟要趁早，研究发现，戒烟5年以上，血管的保护机制才能重新恢复，所以不要等身体产生疾病再戒烟。

平稳降压，更有利于血管保持年轻化。很多人得了原发性高血压，都不愿意吃药，实在不行了，买一些很便宜的药吃。然后量一量血压,觉得很好啊,吃完了就降下来了。其实,这也是一种误区。这些很便宜的药物,很多是短效的降血压药物,吃完了血压很快降下来,过一会药效很快过去后血压又升上去。这一升一降,血压变化很大,对血管的刺激也很大,容易加速血管的老化,还容易损伤血管。所以,现在降血压都要求使用长效药物来平稳降压,将总体的血压控制在一个相对合理的范围,不要有太大的波动。高血压和冠心病的关系十分密切,但可防可治。只要我们保持健康的生活方式、良好的心态,采取正规的治疗,控制血压、防治冠心病就不是梦想。

·高血压合并脑卒中如何诊治?·

看一个典型脑卒中的病例。患者63岁,男性。突发右侧上、下肢无力就诊,最高血压200/110 mmHg,高血压5年,不经常测血压,不规则服降压药。磁共振检查提示左侧额叶大片新发脑梗死,诊断明确(图2-5)。经急诊静脉溶栓治疗后右侧上、下肢无力明显减轻。测血压170/100 mmHg,脑血管造影发现左侧颈内动脉严重狭窄(图2-6),

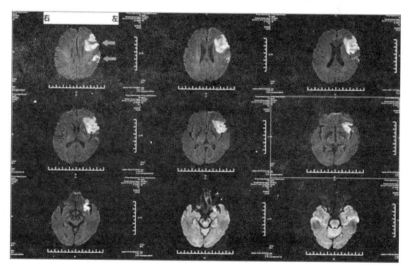

图2-5 头部磁共振:左侧额叶大片新发梗死灶

口服氯沙坦钾控制血压于155/95 mmHg左右。血液检查同型半胱氨酸增高,考虑H型高血压(高血压伴高半胱氨酸血症),加用B族维生素。6周后行颈内动脉支架植入术后无不适(图2-7),调整降压药物,停用氯沙坦钾换用厄贝沙坦/氢氯噻嗪,血压控制于135/85 mmHg。复查:血同型半胱氨酸降到正常范围。

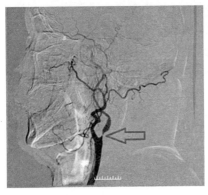 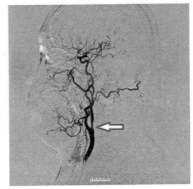

图2-6 全脑血管造影:左侧颈内动脉颅 图2-7 6周后左侧颈动脉支架植入后
外段严重狭窄

这是一个高血压并发脑卒中的病例,在日常生活中并不少见,尤其高血压控制不佳的患者,很有可能出现脑血管的损伤。严重到一定的程度,或者遇到一些突发的情绪波动,如暴怒等,就可能会发生脑梗死或者脑出血,重者可能死亡,存活者可能有肢体偏瘫、失语等后遗症,严重影响生活质量。到这个时候再去注意治疗,也只能是亡羊补牢了。一旦发生了脑卒中,应该立刻到医院,寻求规范的治疗。本例患者的治疗过程就是一个范例。

1. 脑梗死急性期血压的管理 脑梗死后的血压增高,其实是人体的代偿反应。颅内外大动脉急性闭塞后,机体通过自身代偿,升高血压开放侧支循环,这时医生并不急于将血压降至正常。当然,准备静脉溶栓的患者血压如果过高,医生会将其降至180/100 mmHg,过高的血压会增加颅内出血的风险。一般在脑梗死患者发病数天内开始降压治疗。血压目标值是140/90 mmHg以下。但是,降压速度和幅度需要个体化,要平稳降压。例如,原来收缩压超过200 mmHg的,如果降压过快,反而会引起脑灌注不足。

2. 脑梗死合并颈动脉狭窄、血压下降速度快　供应大脑的血管由颈动脉分支分出。年龄、血压高、吸烟等因素共同作用下,动脉内膜损伤,"坏的胆固醇"趁机在内皮下聚集,形成动脉粥样硬化斑块,导致血管狭窄。大的斑块会造成动脉局部狭窄。颈动脉狭窄会引起脑供血不足,而斑块一旦脱落,顺着血流堵塞到大脑的血管,就形成了脑梗死。最容易脱落的是不稳定斑块或者新形成的血栓。严重的颈动脉狭窄,需要手术剥离病变区域的血管内膜,也可以在血管内狭窄处植入支架。伴有颈动脉严重狭窄的脑梗死患者,降压一定要慎重,以不影响脑血流灌注为标尺。过快、过低降压可能导致脑血管灌注不足,诱发脑梗死症状加重,或新的区域再发脑梗死。狭窄解除后,可以进一步控制血压直至正常。

·高血压合并心力衰竭如何诊治?·

心力衰竭是多种心脏疾病的终末期表现。高血压是导致心力衰竭的一个常见病因。高血压长期控制不佳,导致心脏扩大,心功能下降,心力衰竭。

1. 典型病例　男性患者86岁,22年前开始出现高血压并服用珍菊降压片治疗,平时血压160/80 mmHg左右。10年前出现逐渐加重的胸闷气短,近来检查发现心脏扩大,心功能降低,药物调整后依然症状明显,接受心脏再同步化治疗(CRT),植入了三腔起搏器。术后症状明显改善。1年后复查心脏超声发现心脏缩小。

2. 心力衰竭的表现　心力衰竭典型的症状为逐渐加重的呼吸困难,初期为易感疲乏,活动时胸闷气短,活动量受限。后期,患者即使在休息时也气急,不能平卧甚至有端坐呼吸的表现。患者还可能出现少尿、水肿、干咳等症状。尤其在劳累、感染时,症状可以短时间迅速加重。当高血压患者出现上述症状时,应该到医院进一步检查,以排除心力衰竭。心脏超声可以有助于判断心脏的大小及功能指标。血脑钠肽(BNP)水平也是一个很好反映心功能的指标。心力衰竭越是严重,BNP越高,治疗后BNP下降是治疗有效的一个信号。

3. 心力衰竭的治疗　现在医学的进展,使得部分患者经过治疗,能够逆转心力衰竭进展甚至使心脏恢复正常。规范的药物治疗以后,大部分患者的症状能够得到明显改善,心脏缩小。但也有一些患者心力衰竭症状不能有效控制,像本例患者,他接受了CRT,也就是植入了一种特殊的抗心力衰竭的起搏器——三腔起搏器。在起搏器和药的共同作用下,患者的心功能能得到提升。出现心力衰竭时应该积极治疗,咨询相关的医生。心力衰竭的治疗首先是原发病的治疗,如积极控制血压等。其次是针对心力衰竭的药物治疗。规范的药物治疗包括ACEI或ARB、β受体阻滞剂、醛固酮拮抗剂等。还有一些特殊的病例,可以选择起搏器治疗。生活中需要注意,避免食物过咸,避免过度劳累和体力活动、感染、情绪激动和精神紧张等诱因。

·高血压合并心房颤动如何诊治?·

心房颤动是最常见的心律失常之一。我国30~85岁居民中心房颤动患病率为0.8%。心房颤动的危害相当大,最主要的是会引起心功能不全和血栓栓塞事件。血栓栓塞性并发症是心房颤动致死、致残的主要原因,其中脑卒中最为常见。在非瓣膜性心房颤动患者中,脑卒中的年发生率约5%,是非心房颤动患者的2~7倍。而且,并发症的发生与自觉症状无关,不管你有没有症状,都可能出现脑卒中或其他血栓栓塞事件。

高血压是心房颤动最重要的病因和危险因素。高血压引发心房颤动的具体机制尚不明确,可能有以下几方面的原因。

(1)高血压引起左心室及左心房内压力负荷增加,心脏发生重构,左心房增大,心房组织纤维化,诱发心房颤动。

(2)肾素–血管紧张素–醛固酮系统(RAAS)激活:血液循环中的RAAS是调节血压变化的重要内分泌因素。高血压患者的RAAS明显活化。而组织中的RAAS激活可以导致各个部位组织的重构及改变,心房颤动就是其中的后果之一。血压增高可以使心房颤动的发病率增加1.4～1.5倍。高血压合并心房颤动对患者的危害有叠加效应,合并高血压的心房颤动患者,脑卒中的发病风险又额外增加2～3倍。从以上的数据我们不难看出,高血压与心房颤动的发生、发展及预后密切相关。

得了心房颤动应该怎样治疗? 许多患者发生心房颤动时因没有明显的不适而忽视了治疗,也有的患者是偶然发现了心房颤动,然而并没有引起重视。这些都使患者暴露在很高的风险中。

(1)部分患者可以使用药物或者消融手术,将心房颤动消除,维持正常心律。多项循证医学研究显示,阵发性心房颤动射频消融的效果明显优于药物治疗,复发率明显低于单纯药物治疗。但射频消融是一种有创的治疗方法,需要很高的技术,要在有经验的大医院进行手术,而且有发生并发症的可能,仅适用于部分患者。另外一部分患者可能难以恢复正常心率,这时主要控制心率,使其既不要太快又不要太慢就可以了。

(2)另外很重要的一点,就是要预防新发与复发脑梗死,应用抗凝药物,包括传统的华法林治疗和目前出现的新型口服抗凝药,如达比加群、利伐沙班等,以减少心房颤动引起的栓塞并发症。该病例中的患者有反复心房颤动发作,进行了射频消融治疗,并使用了华法林。

(3)不能忽视针对引起心房颤动的相关病因的治疗,这种治疗也称为"上游治疗"。原发性高血压就是心房颤动患者常见的原因。长期血压控制不佳,导致心肌或血管重构、纤维化,可造成左室肥厚和进行性心脏扩大,心房颤动发生率明显升高,所以积极控制血压也是减少心房颤动发作的重要环节。

· 三高的患者,应该如何治疗? ·

三者都需要良好控制,避免波动。血压控制达标是最重要的,对于糖尿病患者,血压严格达标甚至比血糖严格控制更重要。血脂的治疗也强调将血脂长期稳定地控制于理想水平,有些患者担心长期服药有副作用,血脂一降下来马上停药,过几个月发现反弹了,再次服药,然后再停药,如此反反复复,反而更不好。

高血压药物优先选择ACEI或ARB,尤其对于合并白蛋白尿或微量蛋白尿的患者,可减慢肾病进展。若ACEI或ARB不能耐受或不能达到目标血压时,钙离子拮抗剂对于控制血压也非常有效。利尿剂及一些含利尿剂的降压药,如双氢克尿塞、复方降压片,长期服用会使血脂升高,非选择性β受体阻滞剂,如普萘洛尔类药,长期服用也会使影响糖脂代谢,不推荐作为首选。

在高血脂的治疗中,如果饮食控制不能有效降脂,或同时合并动脉硬化,应该服用他汀类药物。这类药物在冠心病、脑梗死、糖尿病等多种疾病治疗中都有"基石"的地位,却被很多患者误会,忌惮它的副作用而拒绝使用。其实,他汀类药物比较安全。而且不同心血管疾病风险的患者,胆固醇的目标值是不一样的,不能说数值在化验单的正常范围内,就不用服药了。关于血脂、血糖的内容,在我们系列图书的另外几本里面,会有详尽的阐述。

另外,长期小剂量服用阿司匹林或其他抗血小板药物,也是预防冠心病、脑卒中等并发症的很必要的方法。

· 高血压合并痛风如何诊治?·

痛风是一种因嘌呤代谢障碍产生过多的尿酸盐,在体内蓄积沉淀所致的代谢性疾病,临床上可引起痛风性关节炎、痛风石及痛风性肾病。现如今,随着人们生活水平的提高,饮食结构和生活习惯的改变,原发性高血压和痛风的发病率逐渐增高。原发性高血压合并痛风的患者也逐渐增多。

1. 原发性高血压与痛风的关系　原发性高血压和痛风病程长,易复发,对机体的危害严重。长期的高血压可使肾小球缺氧、乳酸生成增多与尿酸竞争排泄,从而使尿酸排出减少,出现高尿酸血症诱发痛风并加重痛风病情。同时,高尿酸血症又可通过尿酸结晶直接沉积于小动脉壁而损害动脉内膜,加重高血压。因此,原发性高血压合并痛风的患者,应早诊断,早治疗,以提高患者的生活质量。

2. 原发性高血压合并痛风时,选择降压药物时的注意事项 痛风患者,除了日常饮食要特别注意外,降压药物的选择也很有讲究。几乎所有排钾利尿药都有抑制尿酸排泄作用,长时间应用都可升高血尿酸水平,促发或加重痛风。合并高尿酸血症的患者临床上应避免使用此类药物。

钙通道阻滞剂种类较多,其降压作用和对血尿酸影响也不一样。长期服用能引起血尿酸升高的钙通道阻滞药有尼索地平、西尼地平、巴尼地平、硝苯地平(拜新同)、尼卡地平和地尔硫草等。尼群地平对血尿酸影响较小。非洛地平(波依定)、氨氯地平和左旋氨氯地平对血尿酸几乎无影响,可用于高血压合并高尿酸血症患者。

ACEI对血尿酸的影响意见尚不一致。有些学者认为,ACEI,如贝那普利、赖诺普利,能扩张肾血管,使肾血流量增加,促进尿酸排泄,降低血尿酸水平。另有人发现,不少高血压患者应用此类药后血尿酸水平升高,更换降压药后血尿酸水平恢复正常。因此,高血压患者如需应用此类降压药,服药时要严密观察血尿酸水平。

另外,长期服用普萘洛尔、阿替洛尔、美托洛尔、喷布洛尔或塞利洛尔等β受体阻滞剂类降压药物也可以引起血尿酸升高,应考虑避免应用。

当然,由于降压的个体化差异,在应用过程中应注意监测血尿酸水平,发现异常,应及时调整用药。

· 老年高血压如何治疗? ·

我国60岁以上老年人中,高血压的患病率为49%。老年高血压有一些不同于中青年高血压的特点,主要表现为以收缩压升高为主,脉压增大,血压波动大,常见血压昼夜节律异常,易发生直立性低血压,合并症多。

老年高血压治疗的主要目标是保护靶器官,降低发生心脑血管事件和死亡的风险。药物首选钙离子拮抗剂(CCB),如非洛地平、氨氯地平、硝苯地平等,小剂量开始逐渐增加;未达标可以联合使用ACEI或ARB或利尿剂。老年人服药后达标不求快,而更求稳,过快的降压反而可能引起缺血或直立性低血压。另外,由于多数患者同时合并其他疾病,如糖尿病、冠心病、痛风,使得每位患者的最佳治疗方案各不相同,请遵循主治医生的建议。

· 发现高血压就必须立即服用药物吗?·

根据血压的高低及危险程度评估,高危、很高危或3级高血压患者,应该立即开始降压药物治疗。确诊的2级高血压患者,应考虑药物治疗;1级高血压患者,可先试用生活方式干预数周,若依然血压 ≥ 140/90 mmHg,可开始降压药物治疗。

· 血压降得越低、越快就越好吗?·

血压达标很重要,但并非越快越好。多数高血压患者,应根据病情,在数周至数月将血压降至目标值。年轻、病程短的患者可以稍快,但老年、病程长、已有靶器官损害或并发症的患者,降压速度千万不能过快,过快反而可能引起脑缺血、直立性低血压等,欲速则不达。

· 高血压患者需要终生服药吗?·

原发性高血压目前仍无法根除,目前的降压药仅能控制血压,而不能根除高血压。因此,高血压患者需要坚持服药。除非患者通过改善自己的不良习惯,如通过保持运动、减肥、限盐等措施以后,血压能够控制在正常范围,这些患者可以不服药,但需要严密监测血压。另外一种情况,如急性心肌梗死以后,很多高血压患者发现原先的高血压突然没了,血压正常了,其实这是因为心肌梗死后心功能受损,心脏的射血功能障碍,血压高不上去了。这时是否还需要服用降压药物,一定要听医生的建议,因为很多降压药物同时还有治疗冠心病的作用。而且后期的慢性随访中发现,随着心功能的恢复，血压可能还会逐步上升，所以要经常监测，听从医生的建议，随时调整治疗方案。

·肾动脉消融术治疗高血压有效吗？·

除了药物治疗外，还有一种有创的办法可以用于治疗顽固性高血压，就是"肾交感神经消融术"。适用于此种治疗的患者需要经过严格的筛选，目前对于其治疗的效果，有的研究发现效果很好，有的研究又发现效果不尽如人意，因此其近期疗效及远期疗效还有待进一步证实。

·血压控制到多少比较合适？·

高血压患者的降压目标值目前是学者讨论的热点，国内外多个指南层出不穷，针对这一问题有诸多的建议，不尽相同。为了求证这一答案而进行的临床实验，到目前也不能给出一个确切的回答。比较公认的推荐为：

（1）一般高血压患者：< 140/90 mmHg。

（2）高血压伴糖尿病患者：年轻糖尿病患者或糖尿病病程短于5年且血糖控制良好，< 130/80 mmHg；伴严重冠心病的高血压、糖尿病患者，（130～139）/（70～89）mmHg。

（3）老年高血压患者（> 65岁）：< 150/90 mmHg，如果可以耐受，可进一步降至< 140/90 mmHg。

（4）> 80岁以上高龄患者：< 150/90 mmHg。

（5）高血压伴冠心病患者：< 130/80 mmHg，如伴有2支以上严重冠脉病变或近期有不稳定心绞痛患者，建议（130～140）/（70～85）mmHg。

（6）高血压伴糖尿病肾病患者：< 140/90 mmHg，年轻者、糖尿病病程短者，如能耐受，可进一步降至< 130/80 mmHg。

（7）高血压伴脑卒中（陈旧性缺血或出血）患者：< 140/90 mmHg。

（8）高血压伴夹层动脉瘤患者：< 120/80 mmHg。

· 妊娠期高血压患者应该如何控制血压？·

妊娠期高血压疾病是指孕妇出现血压异常升高，分为四类。

（1）慢性高血压：妊娠前或妊娠20周前出现血压升高，收缩压 ≥ 140 mmHg 和（或）舒张压 ≥ 90 mmHg；或产后12周仍不能恢复正常。

（2）妊娠期高血压：妊娠20周后首次出现的高血压，两次测量收缩压 ≥ 140 mmHg 和（或）舒张压 ≥ 90 mmHg；且至少相隔6 h。部分患者产后12周仍不能恢复正常血压，应诊断为慢性高血压。

（3）子痫前期/子痫：妊娠20周以后首次出现高血压，同时合并蛋白尿，常伴有水肿与高尿酸血症，根据血压数值及蛋白尿含量，可分为轻度/重度子痫前期，出现抽搐就是子痫。

（4）慢性高血压并发子痫前期/子痫：妊娠前或妊娠20周前出现的高血压，在妊娠过程中发生子痫前期/子痫。

妊娠期高血压的治疗如下。

（1）休息，重症要卧床，适度限盐，监测血压，体重增长要保持在合理范围。

（2）药物治疗：首选拉贝洛尔，同为β受体阻滞剂的美托洛尔也可以使用。硝苯地平目前使用广泛，研究显示其不会对胎儿产生不良影响；但同为钙离子拮抗剂的氨氯地平、非洛地平、维拉帕米等，对胎儿的安全性尚有待证明。妊娠期全程禁用RAAS阻断剂，也就是ACEI和ARB。如果妊娠前已经在服用噻嗪类利尿剂，妊娠期可以继续服用，但如果并发子痫前期应停用。

（3）终止妊娠：对于一些重症患者，医生可能会根据孕妇病情及胎儿成熟度综合考虑，给出终止妊娠的建议。

（4）产前产后加强监护：此类患者产后出血、脑水肿、心力衰竭等的发生率高，要注意预防，尽早治疗。

· 儿童及青少年高血压如何诊断及治疗？·

儿童及青少年的高血压的诊断标准不是140/90 mmHg，而是同年龄、同性别、同身高儿童血压的第95百分位。具体孩子的血压是否异常,请至医院检查并对照合适的评价标准。

如果诊断确有高血压,首先要排除继发性高血压。并要评估有无靶器官损害及其他合并疾病。如果发现有引起高血压的病因,要针对病因治疗。降压药物治疗适用于有症状的高血压、合并靶器官损害或糖尿病的高血压、非药物治疗6个月无效的高血压、继发性高血压。单药小剂量起始,首选CCB,如非洛地平、氨氯地平、硝苯地平等。应将血压降至95百分位下,如果有合并症,最好在90百分位下。

·肥胖高血压患者有何特点? 如何治疗?·

肥胖相关性高血压的重要特征是高血压的发生与肥胖密切相关,控制体重能有效降低血压,但两者的因果关系难以确定。肥胖者除了高血压以外,还经常同时合并血糖、血脂等代谢紊乱。

体重指数(BMI)反映全身肥胖程度,腰围主要反映腹型肥胖或中心性肥胖程度;CT或磁共振定量分析内脏脂肪分布是目前测量脂肪分布及含量的金标准,但其由于费用问题没有普遍使用。中国正常成人BMI是18.5~24 kg/m²,24~28 kg/m²为超重,28 kg/m²以上为肥胖;腰围≥90/85 cm(男/女)可定为腹型肥胖。《中国居民营养与慢性病状况报告(2015年)》显示:2012年,18岁以上成人超重率30.1%,肥胖率11.9%;6~17岁青少年超重率9.6%,肥胖率6.4%。上海市高血压研究所分析2 274例高血压患者发现,肥胖和超重者共占76.2%。中国24万人的调查显示,超重者发生高血压的风险是正常体重者的3~4倍,腹型肥胖者发生高血压的风险是正常腰围者的4倍以上。

肥胖者由于上臂较粗,测量时要注意使用合适的袖带,否则可能测量不准。

对于肥胖者的治疗,要注意多方面结合,目标包括控制肥胖及相关代谢紊乱与降低血压,血压目标值为＜140/90 mmHg,体重目标值是6个月内下降达5%;严重肥胖者(BMI＞35 kg/m²),BMI要降至28 kg/m²以下。同时,血糖、血脂等多项指标也要尽量达标。

具体措施包括低钠高钾饮食、戒烟限酒、规律运动。有氧运动、抗阻力运动与柔韧性训练结合。运动时避免暴发用力和憋气。过度肥胖者要注意保护关节，避免承重运动。药物治疗，首选ACEI或ARB类药物，可联合使用CCB和利尿剂，β受体阻滞剂可能影响糖脂代谢。另外，对于一些生活方式干预不理想的肥胖者，可以配合一些减肥药物，如二甲双胍，甚至减肥手术。

· 难治性高血压如何治疗？ ·

难治性高血压是指在改善生活方式的基础上，合理应用足量3种或3种以上降压药（其中1种为利尿剂）至少1个月以上，依然控制不佳的高血压，或至少4种药物才能控制的高血压，称为难治性高血压。

对于这类患者，首先要除外是否为假性难治性高血压。要排除白大衣高血压、血压测量有误等。患者是否真的服用了处方的药物。其次要评估患者是否真正做到了限盐、运动、心情放松，以及有无慢性疼痛、失眠、焦虑、肥胖等生活问题。

寻找有无其他影响因素，如是否同时服用其他可能引起高血压的药物等。

检查排除继发性高血压。常见的原因有睡眠呼吸暂停综合征、原发性醛固酮增多症、肾血管病、慢性肾病、嗜铬细胞瘤等，还有一些精神心理因素引起的难以控制的高血压。

经过仔细的筛查，很大一部分难治性高血压患者可以找到突破点，如减肥、运动、改善睡眠，有些睡眠呼吸暂停的患者，佩戴呼吸机后血压很容易控制。对于难以控制的高血压患者，建议在医院的高血压专科就诊。多种药物的联合及加用二线、三线药物，多数可以奏效。在专业医师的指导下，部分患者可能尝试肾动脉去交感神经术，但目前国内尚未大规模使用。

· 高血压急症与亚急症如何治疗？ ·

高血压急症和亚急症是指血压突然和显著升高，需要快速降低动脉血压的临床紧急情况，两者的区别在于有无近期发生的急性进行性严重心、脑、肾等重要脏器功能损害。高血压急症包括高血压脑病、脑出血、脑梗死、急性心力衰竭、肺水肿、急性心肌梗死、主动脉夹层动脉瘤、子痫等。高血压亚急症仅有血压升高，没有上述器官损害。是否导致严重器官损害取决于血压增高的幅度和速度，而不是血压的数值。

发生高血压急症后，患者应该及时就医。医生会根据病情的轻重缓急，决定是否要立即快速降压，主要依据同样取决于血压升高对器官的影响，而不是血压的数值。如果高血压急症要立即降压，以阻止器官损害进一步加重，通常使用静脉药物，先短时间内将血压降低约25%，随后逐步在24～48小时降至正常。亚急症患者多数可以通过口服药物降压，在24～48小时将血压降至160/100 mmHg，随后在门诊调整剂量，应用长效降压药，将血压逐步降低到目标值。

另外，提醒患者，如果出现血压突然升高，断不可焦虑恐惧，因为情绪紧张可以进一步加重血压升高。患者应该放松心情，保持冷静，妥善安排，尽早就医。

· 控制高血压的药物有哪些？·

药物是控制血压最常用的武器。治疗高血压的药物品种繁多，市面上不下百种，很多患者可能也用过其中的几种。我们来认识一下这些控制血压的药物，同时了解它们常见的副作用，做到明明白白使用降压药。

各大高血压指南推荐的一线降压药主要有几大类。

（1）钙离子拮抗剂（CCB）类：药物化学名以"地平"结尾，如非洛地平、氨氯地平、硝苯地平等，非常多；临床应用特别广，大家难以选择。三大进口CCB为非洛地平、氨氯地平、硝苯地平。降压效果差别不大，但是非洛地平的血管选择性较强。不过，氨氯地平是经典的老药，其在降压方面的地位还是不好撼动的。这类药物能显著减低心、脑血管疾病发生的概率。CCB具有传统的优点，即起效快、降压力度大，缺点就是相对容易引起反射性心动过速等交感兴奋的表现，另有些CCB易引起脚踝水肿。

（2）ACEI：药物化学名以"普利"二字结尾，如福辛普利、培哚普利、贝那普利等。

（3）ARB：药物化学名以"沙坦"结尾，市面上常用的有氯沙坦、缬沙坦、坎地沙坦、奥美沙坦等。

（4）利尿剂类：包括袢利尿剂、噻嗪类利尿剂及保钾利尿剂，常用的有托拉塞米、氢氯噻嗪、吲达帕胺、螺内酯、阿米洛利等。

（5）β受体阻滞剂（BB）：药物化学名多以"洛尔"结尾。第一代β受体阻滞剂，是非选择性β受体阻滞剂，如普萘洛尔，很少用于高血压的治疗，而更多用于甲状腺功能亢进等的治疗。第二代β受体阻滞剂，是高选择性β_1受体阻断剂，如美托洛尔、比索洛尔等；第三代β受体阻滞剂，是同时阻断非选择性β受体及α_1受体的药物，如阿罗洛尔、卡维地罗。

（6）固定复方制剂：就是由上述两种药物混合制成的复方制剂。例如，ARB与CCB联合的缬沙坦氨氯地平片，ARB或ACEI与利尿剂联合的诸多复方制剂，如厄贝沙坦氢氯噻嗪等。目前，不推荐的组合是ACEI与ARB联合及β受体阻滞剂与利尿剂联合。

其他还有一些二线降压药，或者治疗其他疾病的药物同时有降压的效果，如中枢性α_2受体激活剂，以可乐定及甲基多巴为代表；常用于治疗前列腺疾病的多沙唑嗪，它由于抑制α_1受体而扩张血管，也有很明显的降压作用。

·各种降压药物的适用证及禁忌证有哪些？·

1. ACEI　ACE是Ang Ⅰ向Ang Ⅱ转化过程中的催化酶，Ang Ⅱ是一个强缩血管物质。ACEI通过抑制ACE，使Ang Ⅱ生成减少而血压下降。ACEI除了能够降压，还可以逆转心室肥厚，改善心脏功能、减少蛋白尿，能够在降压的同时，保护器官功能，降低死亡率。其广泛应用于单纯高血压、高血压合并心肌梗死、心功能不全、左心肥厚、蛋白尿、糖尿病肾病、无症状性动脉粥样硬化等患者，但禁用于妊娠期、双侧肾动脉狭窄、高血钾、血管神经性水肿的患者，肾功能严重障碍及左室流出道梗阻的患者最好在医生的指导下应用。

2. ARB　此类药物同样是作用于RAAS的一类药物,通过阻断Ang Ⅱ受体达到降压效果。它的降压效果呈计量依赖性,适用于轻、中、重各级高血压。除了降压外,其还有保护心血管、肾脏及改善糖代谢的作用,尤其适用于高血压合并左室肥厚、心力衰竭、心房颤动、冠心病、糖尿病肾病、蛋白尿、代谢综合征的患者,特别是不能耐受ACEI的患者。但是,其禁用于妊娠期、高血钾及双侧肾动脉狭窄患者。另外,ACEI和ARB合用也是不推荐的组合。

3. 二氢吡啶类钙离子拮抗剂　能抑制血管平滑肌细胞钙离子内流,从而扩张小动脉,降低血压。同时对心肌细胞钙离子也有调节作用,也用于心绞痛的治疗。CCB降压效果强,且降压效果呈剂量依赖性,适用于临床上轻、中、重各级高血压,尤其适用于老年性高血压、单纯收缩期高血压、盐敏感性高血压、合并冠心病和外周血管动脉硬化的高血压;相对不适用于高血压合并快速心律失常的患者。而CCB中的另一大类,非二氢吡啶类CCB,禁用于严重房室传导阻滞的患者及慎用于心力衰竭患者。另外,短效的硝苯地平制剂在某些地区仍广为应用,但由于其半衰期短,血压波动大,不能保证平稳降压,临床已经不推荐其用于高血压的长期治疗。

4. 利尿剂　适用于大多数无禁忌证的高血压患者的初始及维持治疗,尤其适用于老年性高血压、难治性高血压、盐敏感性高血压、黑人高血压、肥胖人群高血压、合并心力衰竭的高血压患者等。利尿剂较少单独使用,常作为联合用药等基本药物使用,但利尿剂与β受体阻滞剂联用不是推荐的组合。噻嗪类利尿剂不适用于痛风的患者。高血钾及肾衰竭的患者禁用保钾利尿剂。

5. β受体阻滞剂　通过拮抗交感神经系统的过度激活、减慢心率、抑制过度的神经激素和RAAS激活而降压,同时通过预防儿茶酚胺的心脏毒性作用保护心血管系统。其尤其适用于高血压合并快速性心律失常、冠心病、心力衰竭、主动脉夹层、交感神经活性增高及高动力状态患者。禁用于合并支气管哮喘、严重房室传导阻滞、严重心动过缓者,慎用于老年、肥胖和糖代谢异常、卒中、间歇性跛行、严重慢性阻塞性肺病患者。

6. 复方制剂 由于是两药联合,降压效果强,一般用于中、重度高血压,其适应证与禁忌证来自各个组分的交集。

α受体阻滞剂通过阻断神经递质与α受体结合,产生抗肾上腺素作用而降压,常用高选择性α_1受体阻滞剂。此类药物不作为治疗高血压的一线药物,最大的优点是代谢方面的副作用小,可用于糖尿病、高脂血症、周围血管病及哮喘病患者。但非选择性α受体阻滞剂可能加快心率诱发或加重心绞痛,慎用于冠心病、胃炎、溃疡病、肾功能不全及心力衰竭患者。由于其可能引起直立性低血压,初始用药最好睡前服用。

· 降压药物有哪些常见的不良反应?·

每种药物在发挥我们想要的降压作用的同时,还有可能带来一些副作用。具体降压药物常见的不良反应都有哪些呢?我们通过一些典型病例给大家一个直观的认识。

1. ACEI引起干咳 63岁的女性患者,因咳嗽3个月至医院就诊。该患者3个月前不明原因出现刺激性干咳,止咳药、抗菌药和平喘药等治疗未有好转。胸片、肺功能、血液化验正常。追问病史,患者3个月前体检查出高血压,现口服赖诺普利治疗。医生建议停用赖诺普利,改用缬沙坦,2天后患者咳嗽症状消失。

赖诺普利属于ACEI,此类药物有可能引起干咳,大概10%服用ACEI的患者,有不同程度的咽痒甚至严重干咳的情况,通常在服药后1周左右开始出现,停药后逐渐消失。其主要是因为ACEI使肺部缓激肽和前列腺素浓度升高,引起部分患者支气管痉挛和咳嗽。

服用ACEI后出现咳嗽,应该怎么办呢?建议有以下几点。

(1)为了确定慢性咳嗽是否由ACEI类药物引起,不管用药后多久开始出现咳嗽症状加重,可以先停用ACEI,如果咳嗽在停药后1~4周消失,则可以考虑咳嗽是由ACEI所致。

（2）如果确定咳嗽由 ACEI 所致，停用 ACEI 是普遍有效的措施。

（3）对于停用 ACEI 后咳嗽消失的患者，如果病情需要必须使用 ACEI 类药物，可以重新尝试开始使用 ACEI 类的其他药物。

（4）对于难以耐受 ACEI 引起干咳的患者，可考虑换用其他适合患者病情的药物，最常用的是 ARB 类药物。研究表明，ARB 的咳嗽发生率与对照组无明显差异。

2. 利尿剂引起电解质紊乱　老年女性因"乏力、恶心 1 月余"入院治疗，血液学检查提示为电解质紊乱，低钠、低钾血症；排除基础疾病后，考虑为长期服用噻嗪类利尿剂吲达帕胺引起。积极补充钠、钾，并调整药物后，患者病情缓解。改用对电解质影响小的氨氯地平片治疗后患者血压控制良好。

电解质紊乱对人体有什么危害呢？电解质平衡是维持人体内环境的基本要素。电解质紊乱时经常并发酸中毒或碱中毒。各种电解质含量过高或过低都可能会引起不良后果，如乏力、腹胀、食欲缺乏、心律失常、抽搐等，严重者甚至可引起昏迷。

吲达帕胺为一种噻嗪类利尿剂，具有利尿和拮抗钙离子的作用，可松弛血管平滑肌，使外周血管阻力下降，产生降压效应。产生降压作用的剂量明显小于利尿作用的剂量，推荐每天早晨服用 1 次，每次 2.5 mg。利尿剂在利尿的同时，也促进电解质离子的排出。长期服用噻嗪类利尿剂后，最常见的不良反应即为低血钾及钾离子缺乏。临床试验中观察到某些病例在服药 4~6 周后血钾含量降低，25% 的患者血钾含量小于 3.4 mmol/L，10% 的患者小于 3.2 mmol/L；12 周后，血钾平均降低 0.41 mmol/L。低钠血症也是其长期应用的不良反应之一。不止吲达帕胺，还有一些利尿剂也会引起血钾的降低，包括呋塞米（袢利尿剂）、氢氯噻嗪（噻嗪类利尿剂），这些药物常常与螺内酯搭配一起使用，后者为保钾利尿剂，两者药理作用相互抵消，可以减少低钾血症的发生。

对服用利尿剂降压的患者建议如下。

（1）因为利尿剂费用较低，降压效果好，很多偏远地区仍使用其作为常规的降压药物，建议此地区的患者服用排钾利尿剂（呋塞米、氢氯噻嗪)的同时服用保钾利尿剂(螺内酯),从而减少发生低钾血症的风险,同时定期检测血液中钠、钾、钙及血糖的含量,发生电解质紊乱时及时处理。特别是高龄、肝硬化合并腹水、冠心病和心力衰竭的患者,低钾血症会增加心律失常发生的危险,需特别注意。

(2)有条件的患者,尽量选择降压平稳、同时具有心脏保护作用的降压药类型,如ACEI、ARB或CCB。这些降压药物不良反应较少,同时具有保护心脏、改善远期预后的作用,是目前治疗高血压的首选药物。

(3)若合并有其他疾病,如心力衰竭,医生除了上述的降压药以外,很可能会根据需要开具利尿剂;这是从患者的疾病考虑的,患者不用因为担心电解质紊乱的副作用而拒绝服药。事实上,只要定期监测电解质,服用利尿剂还是安全的。

3. 利尿剂引起痛风　如果患者既往有原发性高血压史,长期服用含有利尿剂的药物控制血压,需要考虑利尿剂有升高血尿酸水平的不良反应,可能会增加痛风发生的风险,换用不含利尿剂的降压药,并嘱其注意饮食。

痛风是一种嘌呤代谢障碍,尿酸累积而引起的疾病,属于关节炎的一种,又称代谢性关节炎。血中尿酸升高是痛风的发病基础,但只有尿酸盐在关节中沉积下来造成损害才出现痛风;血尿酸水平越高,未来5年发生痛风的可能性越大。急性痛风关节炎发作时血尿酸水平不一定都高。痛风发作时往往关节红肿,剧痛难忍,成年男性也难以忍受。控制尿酸水平有助于减少痛风的发作。减少饮食中嘌呤的摄入,少吃豆制品、海鲜、戒酒等,协助使用排泄尿酸的药物,如苯溴马隆,有助于减少痛风的发作。

降压药物与痛风有什么关系呢?降压药物中的利尿剂,主要是噻嗪类利尿剂,包括氢氯噻嗪及吲达帕胺,它们有很强的升尿酸作用;而另一种类的利尿剂,如螺内酯,升尿酸作用很弱;袢利尿剂,如呋塞米,升尿酸作用介于两者之间。常用的复方降血压药物,如氯沙坦氢氯噻嗪、厄贝沙坦氢氯噻嗪等,虽然利尿剂含量较低,但对于有高尿酸血症或痛风病史的高血压患者,仍可能诱发痛风发作。对于

合并高尿酸血症或痛风的高血压患者,建议:

(1)就医时提醒医生自己有高尿酸血症,选用复方降压药的时候注意药物的成分,尽量不选用含有利尿剂的降压药物。

(2)由于其他疾病需短期使用利尿剂时,不需要过于紧张,注意监测尿酸即可。

(3)正常血尿酸的患者长期服用噻嗪类利尿剂、袢利尿剂或复方降压制剂时,也应定期复查血尿酸,发现问题及时处理。

4. 钙离子拮抗剂引起胃酸反流性疾病　53岁的女性患者,近半年因反酸、胸骨后烧灼感在消化科门诊多次就诊,进食后症状加重,饮水、流质饮食和进食过饱时更明显,无呕血、便血。胃镜检查发现有食管反流,给予抑酸、促进胃动力和保护胃黏膜等治疗,症状稍好转,但不明显。患者1年前被诊断为高血压,最高血压155/90 mmHg,服用CCB每天1片降压。有糖尿病病史半年,未规范治疗。一次心内科复诊配药时,医生发现了患者正在服用上述消化道药物,怀疑CCB加重食管反流症状,改用福辛普利降压治疗。2个月后,患者消化道症状完全缓解。

什么原因会导致食管反流性疾病?食管下段进入胃贲门的地方有食管括约肌,负责阻止食物反流,但如果各种因素造成平滑肌松弛,食管下段括约肌压力降低,抗反流屏障的结构与功能异常,胃内的酸性食物就可能反流进入食管,引起食管炎,患者出现反酸、胃灼热等症状。

CCB通过阻断平滑肌细胞钙离子内流和细胞内钙的释放来扩张血管而降压,但同样的机制作用于食管平滑肌,却使得食管及胃贲门的平滑肌松弛,食管下段括约肌的紧张度降低,造成胃食管反流,可引起患者出现反酸、胃灼热等症状。因此,在反流性相关疾病诊治时,应重视药物性诱发因素。

CCB引起胃食管反流病应该如何处理呢?通常停药后症状即消失,因此可以换用其他降压药物,如必须要使用CCB,则可以同时给予抑酸药物治疗。

5. 钙离子拮抗剂引起下肢水肿　老年女性患者因近半年经常出

现头晕、头痛,至当地诊所就诊,发现血压偏高,160/100 mmHg,3个月前患者开始服用CCB。血压控制在140/85 mmHg左右。2个月前,患者出现下肢水肿,越来越严重,后来连鞋子都穿不进了,女儿发现了连忙带去医院就诊。入院后检查,排除了由肾脏、肝脏或心脏疾病及营养不良等原因引起的水肿。停用CCB片剂后,改用奥美沙坦降压。5天后患者水肿症状逐渐消退,并出院。其后未再出现水肿症状。

本例患者使用CCB 2个月后出现双下肢水肿,停用CCB换用奥美沙坦后,水肿症状逐渐消除。住院期间各项检查,排除了其他疾病引起水肿的可能性,因此可以判断此例水肿为CCB所致。

为什么CCB会引起下肢水肿呢?还会引起其他什么副作用吗?此类药物常见不良反应的发生率分别为面部潮红占12%,眩晕占5%,头痛、头晕、恶心占4%～7%,心悸和心动过速占13%～16%,疲倦、乏力占8%,下肢和踝部水肿占12%～14%等。CCB引起水肿的原因是血管扩张致使毛细血管内压力增高,血管内液体渗出,积聚在外周的皮下组织,从而导致水肿。外周水肿的出现主要与个人体质、用药剂量等因素相关。一般女性发生率高于男性。以下措施可以防止下肢水肿。

(1)服用CCB从小剂量开始。

(2)尽可能选择半衰期长的长效药物,降压更平稳,并能有效控制夜间血压升高及晨峰血压,且可减少短效药的多种不良反应。

(3)可联合使用少量利尿剂,利尿剂不但利尿、消除水肿,还具有协同降压的作用。

(4)生活中应少食含有食盐、味精和小苏打等富含钠盐的食品,可帮助减轻水肿的程度。

(5)如果患者曾经服用CCB类药物后出现下肢水肿,但根据病情需要,又必须要使用CCB类药物,可以选择拉西地平等水肿不良反应相对较小的药物。

6. β受体阻滞剂引起心动过缓 马女士,52岁,近期时感头晕、心悸,多次自己用家中的血压计测量,发现血压偏高,(140～155)/(80～95)mmHg,心率也偏快,为80～90次/分。到医院就诊,医生给予每天1粒比索洛尔5 mg口服降压。过了几天，马女士感觉头晕心慌好转，自己测血压130/80 mmHg左右，但心慌还是没有完全好，就自行改成每天吃2粒。过了三四天以后，感觉人越来越没有力气，胸闷，只好再去看医生。医生一听，心率只有45次/分。医生建议她先停药2天，待心跳恢复后再重新服用1粒。

马女士服用的比索洛尔属于β肾上腺素受体阻滞药（常用倍他乐克或美托洛尔、比索洛尔等），通过抑制心脏的β受体，使得心跳减慢，心输出量下降，从而使血压下降。过量就可能使得心率过慢，慢到一定的程度，就可能出现外周组织供血不足的表现，如乏力、头晕等。每个患者对此类药物的耐受程度不一样，有的人特别敏感，很小的剂量就抑制效果明显，有的人却需要很大的剂量才能达到治疗的目标值。而且随着治疗疗程的推进，剂量可能还需要变更，尤其对于冠心病及心力衰竭的患者。β受体阻滞剂的使用更是很有艺术性的过程。用好了，延年益寿；用不好，可能加重病情。因此，一定要遵循主治医生的建议，不要随意增减。一般而言，长期服用β受体阻滞剂的患者，平时要经常自测脉搏，安静状态下以不低于55次/分为宜，除非主治医师根据病情有特殊的治疗方案。

7. β受体阻滞剂引起性功能障碍　林先生，36岁，体检发现高血压1年余，同时常感心慌，目前服用氨氯地平和美托洛尔降压治疗。近半年，患者出现性功能障碍。患者怀疑为药物因素，请求医生换药。调整降压药物方案，停用美托洛尔片，改用缬沙坦片，患者性生活恢复正常。美托洛尔可导致男性勃起功能障碍，使用时应注意，不建议作为治疗青年男性高血压的首选药物。

阴茎勃起功能障碍是指阴茎不能达到或维持充分的勃起以获得满意的性生活，是男性较为常见的性功能障碍。阴茎勃起是一种复杂的神经血管活动，大脑或阴茎局部接受性刺激后，从下丘脑或骶髓发出冲动传至阴茎海绵体，调节各种血管活性物质及其功能递质，使得阴茎勃起。血管内皮细胞功能异常和阴茎平滑肌细胞舒张是阴茎勃起功能障碍的重要环节。

有些疾病能引起阴茎勃起功能障碍，如癫痫性精神障碍、情感障碍、精神分裂症、性腺功能低下、糖尿病、甲状腺疾病、高泌乳素血症。中枢神经系统损伤所导致的中枢调节机制障碍也可导致阴茎勃起功能障碍，这些疾病包括帕金森病、阿尔茨海默病、脑血管意外等。周围勃起反射弧损伤，如骨盆骨折、椎间盘突出、手术损伤盆神经等同样能导致阴茎勃起功能障碍。长期高血压引起局部血管硬化，供血不足，也可以引起阴茎勃起功能障碍。但此例患者高血压时间只有1年，这种可能性较小。

另外，还有一些药物可以引起阴茎勃起功能障碍。例如，心血管类药物有呋塞米、氢氯噻嗪、螺内酯、普萘洛尔、阿替洛尔、美托洛尔、地高辛；激素类药物和抗雄激素类药物有糖皮质激素、雌激素、氟他胺、比卡鲁胺、戈舍瑞林、亮丙瑞林；抗癫痫药有苯妥英钠、卡马西平、苯巴比妥；镇痛药有可待因、哌替啶、美沙酮；抗胆碱药有阿托品、山莨菪碱、东莨菪碱；抗组胺药有雷尼替丁、西咪替丁、氯苯那敏、异丙嗪。

美托洛尔为什么会引起阴茎勃起功能障碍，美托洛尔为β肾上腺素受体阻滞药，能抑制交感神经活性，减少心输出量而降低血压。但阴茎上也有β肾上腺素受体，它的活性被美托洛尔抑制，就会引起阴茎勃起功能障碍。另外，美托洛尔能引起血中雄激素水平降低，影响勃起功能。而且，美托洛尔是亲脂性药物，极易通过血脑屏障进入大脑，可以抑制性冲动的发生。

药物引起阴茎勃起功能障碍应该如何处理？通常情况下只要停药，就可以恢复。但部分患者的勃起功能障碍可能同时存在数种病因，因此停药后勃起功能也许仍然没有明显改善，这种情况应去相应的专科进行治疗。对于高血压、癫痫等一些无法立即停药的患者，可采取减少药量或逐步停药，或去相应的专科进行治疗。勃起功能障碍的患者可选用西地那非，对于射精功能障碍的患者可采用麻黄碱或左旋多巴来进行治疗。此外，也可辅以中药治疗，增加人体精力，增强性欲，减轻性功能障碍。

另外提醒大家，应用美托洛尔导致性功能障碍的病例，在男性患者中更容易被发现，但在女性患者中一样可能存在，如出现性欲下降等。

8. **利血平引起帕金森病**　老年女性患者，因"左侧肢体抖动半年，加重2周"入院治疗，在外院被诊断为帕金森病，使用左旋多巴（美多芭）治疗效果不明显。患者高血压十余年，一直口服利血平降压。医生怀疑患者为长期服用利血平引起的药物性帕金森病，嘱其停用利血平后，症状逐渐消失。本例患者有帕金森病的症状，但却对常规的治疗帕金森病的药物反应很差。停用利血平后，症状逐渐好转。因此，确定帕金森症状是药物引起的帕金森病，而不是真正的帕金森病。利血平是印度萝芙木根的一种生物碱，具有温和的降压作用。降压灵是中国萝芙木所含的总生物碱提炼而成的，降压作用较利血平弱。它们都不是目前主流的降压药物。两者的降压机制都是通过耗竭周围交感神经末梢的去甲肾上腺素，心、脑及其他组织中的儿茶酚胺和5-羟色胺储存达到抗高血压的目的。长期应用后，由于多巴胺类递质的耗竭，可能导致帕金森病样的症状。因为药物性帕金森病与原发性帕金森病症状相似，容易被误诊。多巴胺补充剂如左旋多巴，同样会被利血平耗竭，因此治疗效果差，症状继续加重。

一旦确诊药物性帕金森病，应及早停用药物，通常情况下，停用数周（多从3周起）后开始改善，半年内多完全恢复，少数病例需要更长的时间。自然恢复慢的病例应给予抗帕金森病的药物，以多巴胺受体激动剂为首选。

有患者问：我正在服用复方利血平片，血压控制良好，我要换药吗？我们建议：由于利血平长期应用不良反应多，且无靶器官保护作用，建议停止服用利血平或含有利血平的降压药（复方利血平）。选用降压平稳、对心脑器官具有保护作用的 ACEI（卡托普利、福辛普利等）、ARB（厄贝沙坦、缬沙坦等）或 CCB（硝苯地平、氨氯地平等）等进行降压治疗。

9. **降压药引起直立性低血压**　老年男性患者，因"一过性意识丧失2分钟"被送至急诊，诊断为"晕厥"。患者既往有原发性高血压病史5年余，原本在用 CCB 控制血压，近期发现血压偏高后，自行加用缬沙坦氢氯噻嗪，血压降至120/70 mmHg。1个月前因前列腺增生开始服用坦索罗辛（哈乐）治疗。今日凌晨欲上厕所，起床后，突然出现眼前发黑,随即意识丧失,摔倒并摔伤头部,2分钟后恢复意识。医生经多种检查后,考虑为多种降压药联合应用导致的直立性低血压。缬沙坦氢氯噻嗪是一个复方制剂,里面含有ARB及利尿剂两个成分,再加上CCB,患者就已经是同时在用三种降压药。近1个月再因前列腺增生每晚加用了坦索罗辛治疗。坦索罗辛也是一种降压药,这样一来,四药联合,降压效果太猛。因此,在起夜时出现了低血压,导致晕厥。治疗前列腺增生最常用的药物是选择性α₁肾上腺素受体阻断剂,坦索罗辛、特拉唑嗪(高特灵)、哌唑嗪都属于此类药物。其作用机制为选择性地阻断前列腺中的α₁肾上腺素受体,松弛前列腺平滑肌,改善排尿困难。由于α₁肾上腺素受体还同时存在于外周血管中,该药可同时引起外周血管阻力下降从而使血压降低。尤其与其他降压药物合用时,可能造成血压过低甚至引起直立性低血压,导致晕厥摔倒。老年患者体质较弱,骨质疏松,摔倒后容易骨折,后果不堪设想。

合并前列腺增生的高血压患者用药给予以下建议。

(1)就医时提醒医生自己有前列腺增生和高血压两种疾病,主动告知医生自己正在服用的药物类型,方便医生为你选择合适的药物,并不是所有治疗前列腺增生的药物都会引起血压降低。

(2)需要同时服用α₁受体阻滞剂的患者,在使用降压药的时候注意监测血压,如果出现头晕、起身时不适、血压偏低的症状,需前往医院调整用药方案,减少降压药的用量。

(3)老年患者体位变换时,如上厕所、起床、坐位起身、下蹲后起立等,需放慢动作,最好附近有扶手或家人陪同,以免跌倒受伤。

四、高血压的预后与处理

·三高的患者,生活中应该注意什么?·

首先,饮食控制。血浆脂质主要来源于食物,通过低盐、低脂饮食,可使血浆胆固醇水平降低5%～10%,同时有助于减肥。通常,动物脂肪(特别是蛋黄和动物内脏)中的胆固醇和饱和脂肪酸含量较多,应限量进食,鸡蛋每天不超过1个。食用油应以富含不饱和脂肪酸的植物油为主,每人每天用量以25～30 g为宜。家族性高胆固醇血症患者应严格限制食物中胆固醇和脂肪酸的摄入。另外,戒烟、戒酒、多食新鲜果蔬增加维生素和微量元素的吸收、高膳食纤维饮食可有效控制血压、血脂水平。高血糖患者饮食控制更是治疗的前提。

其次,坚持运动疗法。体育运动不但可以增强心肺功能、改善胰岛素抵抗和葡萄糖耐量,而且还可减轻体重、降低血浆三酰甘油和胆固醇水平,升高高密度脂蛋白胆固醇水平。但是,进行运动锻炼时应注意运动形式以中速步行、慢跑、游泳、跳绳、做健身操、骑自行车等有氧活动为宜,每次运动开始之前,应先进行5～10分钟的预备活动,使心率逐渐达到一定水平,然后维持20～30分钟。运动完后最好再进行5～10分钟的放松活动。每周至少活动3～4次。一般高血压患者清晨6～10点血压常处于较高的水平,是心血管事件的高发时段,建议选择下午或傍晚进行锻炼。运动时应注意安全保护,避免过度运动。

· 高血压患者生活方式的调整包括哪些方面? ·

高血压的发生与过多盐分及能量的摄入、缺乏运动、肥胖和吸烟、饮酒等相关,所以通过这些生活方式的改变可以达到控制或延缓使用降压药物的作用。这种最经济实惠、不良反应最小的治疗方法,被称为高血压治疗的"基石"。

(1)减少食盐的摄入;日常生活中尽量少食用腌制、卤制或泡制的高盐食品;一天的盐摄入尽量控制于6 g以内。

(2)合理饮食;营养搭配,根据自己的运动情况,合理地调整膳食中脂肪、糖类和蛋白类食物的构成,适当地控制总能量摄入。1997年,美国提出多食纤维性食物减少高血压(dietary approaches to stop hypertension, DASH)的概念。建议食物中富含蔬菜、水果、低脂(或脱脂)奶制品,减少脂肪含量。

(3)根据自己的喜好和身体素质,合理制订循序渐进的运动计划。

(4)减肥和控制体重,把BMI控制于24 kg/m^{2}以下,并控制腰围,男性低于90 cm,女性低于85 cm。

(5)坚决戒烟。

(6)不喝酒或者少量饮酒。少量饮酒是指白酒不超过50 mL/d,葡萄酒不超过100 mL/d,啤酒不超过250 mL/d。

(7)减轻精神压力,保持心理健康。

· 高血压患者如何饮食? ·

高血压患者的饮食控制非常重要,良好的饮食控制可使药物治疗事半功倍,反之,也可使药物疗效大打折扣。饮食控制是高血压患者综合治疗的一个重要部分,尤其是一些特殊的患者,如高盐饮食的、肥胖的、合并糖尿病的患者等,控制饮食更加重要。在治疗时首先应对患者进行总体风险评估,制订个体化的针对多种心血管危险因素(包括吸烟、血脂异常、糖尿病、肥胖等)的综合干预方案。并在患者的日常生活习惯中努力发现一些可能被忽略的因素,如喜食腌制食物等,其中有许多隐性盐的摄入。

对高血压患者生活方式改善建议如下。

(1)控制体重:超重和肥胖是导致血压升高的重要原因之一,而以腹部脂肪堆积为典型特征的中心性肥胖还会进一步增加高血压等心血管与代谢性疾病的风险,适当降低体重,减少体内脂肪含量,可明显降低血压。BMI > 24 kg/m^{2}需要控制体重;BMI ≥ 28 kg/m^{2}为肥胖,应减重。成年人如腰围 ≥ 90/85 cm(男/女),提示需控制体重。应限制患者每日摄入的总热量,增加足够的活动量,至少保证每天摄入能量与消耗能量的平衡,以达到控制和减轻体重的目的。体重下降平稳,不能过急。建议BMI应控制在24 kg/m^{2}以下,肥胖者若非药物治疗效果不理想,可考虑辅助用减肥药物。

(2)营养均衡、减少膳食脂肪:控制总热量。总脂肪占总热量的比例 < 30%,饱和脂肪 < 10%,食油 < 25 g/d;瘦肉类50～100 g/d;奶类250 g/d。蛋类每周3～4个,鱼类每周3次左右,少吃糖类和甜食。新鲜蔬菜400～500 g/d,水果100 g/d。适当增加纤维素摄入。

(3)定时定量,不应暴饮暴食:用餐时坐下来慢慢咀嚼,在看电视或阅读等空闲时不吃零食;每顿饭以吃六七分饱为宜,进餐时先吃蔬菜或喝汤;少喝或不喝含糖的饮料及少吃热量较高的食物。

(4)膳食限盐:中国是高盐饮食国家,高钠低钾是主要特点。我国盐敏感人群约1/3,我国高血压患者中盐敏感比例百分数大约为60%。因此,限盐对我国高血压患者非常重要。WHO要求成人每人每天摄入不超过6 g盐。北方首先将每人每日平均食盐量降至8 g,以后再降至6 g;南方可控制在6 g以下,高血压患者食盐的摄入量应控制在5 g以下,增加钾摄入(多吃海产动植物)。烧菜宜偏淡,酱菜、榨菜、皮蛋、咸菜、虾皮等含钠盐高的食物应少吃,建议在烹调时尽可能用量具(如控盐勺或普通啤酒瓶盖去掉胶皮垫后水平装满可盛6 g食盐)称量加用的食盐。可尝试使用替代产品,如代用盐、食醋等;肾功能良好者,使用含钾的烹调用盐。

钾可以对抗钠所引起的升压和血管损伤作用,可以多食用含钾高的食物和水果,如冬菇、竹笋、花生、香蕉、橘子、苹果、荸荠、山楂等。中药泡茶饮用也有辅助治疗高血压的作用,如山楂茶、枸杞茶、菊花茶、槐花茶、荷叶茶、莲心茶、决明子茶等。

应避免食用罐头、盒装和一些冷冻及腌制熏烤的食物,其含盐量高。

(5)低脂肪、低胆固醇:如鱼、瘦肉、豆类及豆制品。平时饮食以清淡素食为主,宜少食或不食动物脂肪和胆固醇含量高的食物,如肉食动物的内脏、鱼子、肥肉、猪肉、黄油、骨髓等。每天进食胆固醇的总量应在300 mg以下。血胆固醇增高而沉积于血管壁导致血管硬化。应多食水果、蔬菜、杂粮等粗纤维食品并保持大便通畅。

(6)对辛辣刺激性食物也应少吃或不吃:炒菜宜选用植物油,如花生油、菜籽油、豆油,也可以选食一些降脂作用的食物,如海带、海参、葵花子、芝麻等。

(7)维生素有促进脂肪代谢的作用,特别是维生素C能降低胆固醇,故高血压患者宜多食用含维生素的新鲜蔬菜和水果,如豆芽、芹菜、胡萝卜等。

（8）戒烟：因为烟中的有毒物质和尼古丁可诱发小动脉痉挛，使血压升高，并可增加降压药物的剂量，降低服药的顺应性。应宣传吸烟的危害，吸烟有害健康，让患者产生戒烟愿望，提倡科学戒烟，避免被动吸烟。戒断症状明显的可用尼古丁贴片或安非他酮。告诫患者克服依赖吸烟的心理及惧怕戒烟不被理解的心理，家人及周围同事应对戒烟患者给予理解、关心和支持，采用放松、运动锻炼等方法改变生活方式，辅助防止复吸。

（9）限酒：长期大量饮酒可导致血压升高，限制饮酒量则可明显降低高血压的发病风险。如果每天平均饮酒 > 3 个标准杯（1 个标准杯相当于 12 g 酒精），收缩压与舒张压分别平均升高 3.5 mmHg 与 2.1 mmHg，且血压上升幅度随着饮酒量增加而增大。我国男性长期大量饮酒者较多，在畲族等几个少数民族女性也有饮酒的习惯。所有患者均应控制饮酒量，每天酒精摄入量不应超过 25 g（男性）、15 g（女性）。不提倡高血压患者饮酒，如饮酒，则应少量：白酒、葡萄酒（或米酒）和啤酒的量分别少于 50 mL/d、100 mL/d 和 300 mL/d。家庭成员应帮助患者解除心理症结，使之感受到家庭的温暖。

· 高血压患者如何运动？·

美国生理学家卡波维奇 1954 年第一次提出"运动疗法"这一概念。在经历了众多学者的一次次实验证明后，1989 年 WHO 和国际高血压学会修订的高血压治疗指南中，第一次将运动作为非药物降压法之一推荐给大众。关于高血压患者的运动方面的推荐，下文将做详细介绍。

（1）运动治疗前，须对患者综合评估，包括：① 确认患者有无器质性病变及程度；② 患者焦虑、抑郁情况及程度，既往治疗情况，有无复发史等；③ 心肺功能及运动能力。如果有条件建议患者进行运动评估，并结合患者的兴趣、需要及健康状态来制订运动处方，并遵循个体化的运动处方进行运动治疗。如果条件受限不能进行运动评估，或患者没有合并器质性心脏病，也可以根据年龄、运动习惯等因素给予合适的运动指导。

运动处方包括运动频率、强度、时间和方式。四者应综合考虑，如果持续时间较长、频度较高，强度就应相应减轻；相反，就要增大强度。

（2）运动强度：高血压患者在运动中一定要好好把握运动强度，没有运动习惯的患者应从小运动量、小强度开始练习，在适应了以后再相应地增加并维持适宜的运动强度持续练习，以身体微微出汗不感觉疲劳为佳。确定运动强度的最简单的方法是应用靶心率（THR）表示：靶心率（次/分）=170/180-年龄（岁），170适用于年龄偏大或有明确心脏病史、体质弱且过去无任何规律运动习惯者，反之则用180。也可以首先确定最高心率，即220-年龄；而后计算有氧运动最佳心率范围。即有氧心率=最高心率×（60～80）%。对于有些患者也可根据自觉劳累度分级来调整运动强度，主观用力程度（rating of perceived exertion，RPE）达13，即略感用力比较合适。

小强度运动：持续运动10～30分钟，运动时心跳较安静时每分钟增加30次左右，个体感觉比较轻松。中等强度：同样的锻炼，时间可以稍加长到30～60分钟，运动时每分钟的心跳相对于安静时心跳增加50次左右，呼吸感觉稍急促但仍能保持，身体以微微出汗为佳，虽稍感觉累但仍然可以继续运动，隔天没有疲惫感。根据运动训练实施过程中患者对训练的反应及再评定的结果，不断对运动处方进行修订。

一般认为，对于Ⅰ期高血压患者，运动时的心率控制在102～125次/分或运动后心率增加不超过运动前的50%为宜。而对于Ⅰ、Ⅱ期高血压患者，运动后心率不应超过运动前的30%，应以缓慢运动为宜。值得注意的是在运动结束，如果1小时后心跳频率还是高于不运动的状态，那就表明运动强度过大了。

（3）运动频率：一次运动治疗后的效应持续时间为2～3天，所以运动频度应该每周至少2次。经常运动者可以坚持每周锻炼5～6次。运动效应的产生至少需要1周的时间。达到较显著的降压效应则需4～6周。

（4）运动时间：必须根据个人具体情况而定，主要为了达到运动健身的效果但同时防止运动引起的过度疲劳。哈格贝里等经过多年研究得出：坚持1～10周这样的短周期运动可以让绝大部分人，尤其是不常运动的人血压值得到明显降低，在11～20周或者20周以上这样的相对长周期的运动能使收缩压降低更多，但是舒张压不会随运动周期加长而持续下降更多。中小强度的有氧运动最为适合高血压患者进行长期练习。一般要求每次运动持续30～60分钟，运动三部曲：① 5～10分钟热身活动；② 真正的锻炼时间为20～30分钟的耐力活动或有氧运动，至少20分钟，但也应灵活掌握；③ 伸展活动、关节活动等5～10分钟整理活动，逐渐减少用力，使心脑血管系统的反应和身体产热功能逐渐稳定下来。

（5）运动方式

1）有氧运动：也称为有氧代谢运动，是指人体在氧气充分供应的情况下进行的体育锻炼，其特点为运动强度低，有一定的节奏，能够持续较长时间。较为科学地定义有氧运动是指长时间（15分钟以上）、有节奏、会令心率上升的大肌肉运动。最简单的方法是根据心率来判断，而作为中老年或者慢性病人群，可以根据靶心率的计算方法来判断，刚开始做运动的患者，以靶心率的90%为标准更保险。自我感觉也是判断该运动项目是否为有氧运动的重要指标，毕竟运动量因人而异。如果出现轻度呼吸急促、感觉心跳加快、面色微红、周身微热，这表明运动适量；如果出现心慌气短、头晕大汗、身体疲惫不堪，这些症状则表明运动超量。此外，运动后第二天疲劳感能否消除也是衡量是否为有氧运动的一个标准，如果第二天可以恢复则属正常，如果依然疲劳则说明运动过量超出了有氧运动的范围。有氧运动是一种比较适合高血压患者锻炼的运动方式，让高血压患者选择适合自己且喜爱的运动进行长期规律锻炼，是确保运动锻炼长期持续进行的重要因素。著名心血管病专家及博士生导师胡大一教授指出，有氧运动不是提高身体爆发力的竞技项目，而是以健身和提高身体耐力为目的的持续性运动，需要在运动中保持氧气供求平衡。大部分人可以接受并容易做到的有氧运动,如健步走、有氧健身操、游泳、慢跑、传统养生项目等,这些都是很好的有氧运动。对于较为肥胖或腰腿关节性疾病患者,选择游泳进行锻炼是最适合的。但是,游泳运动强度较大,所以主要适用于轻度的原发性高血压患者并同时已经掌握游泳技术的人群。选择中国传统养生类健身项目进行锻炼很适合,也是降血压的有效方式,每天可练习30分钟左右。另外,适当的力量练习对降压也有很好的帮助,但是切记应当遵循低强度多重复原则,练习过程中保持顺畅的呼吸。

2)静力练习:如中国武术中的站桩、高位马步等,当对一个物体用力而没有发生肢体移位的都属于静力练习,对降低血压有很好的作用,尤其是降低舒张压。

3)瑜伽和普拉提:这些都属于有氧低强度的柔韧性练习,配合深呼深吸,加上轻柔的音乐,可以让高血压患者很好地放松身心,根据自身的身体状况练习可以在平衡感、柔韧性及肌肉的拉伸上得到很好的锻炼,亦可达到降低血压的效果。

(6)运动一般原则

1)建议高危患者在有心电和血压监护下运动。一方面可以观察患者在运动中的心血管反应,及时调整运动处方;另一方面可消除患者的运动恐惧心理,让患者在放松状态下运动。低危患者可以选择在康复中心或者家中进行运动训练,建议在运动过程中播放舒缓的音乐,营造放松的运动环境。

2)低危冠心病患者或心血管神经症患者有氧运动强度可偏大,建议为最大运动量的70%～80%;高危冠心病患者则从低中强度开始,循序渐进。

3)在每次运动前后给予柔韧性运动方式进行热身和放松,有助于预防运动损伤。中老年患者可进行平衡训练,降低运动中跌倒的风险。在运动治疗一段时间后应适当增加抗阻训练,以增强肌力和肌耐力,改善患者的生活质量。治疗过程中多和患者及家属交流,及时解答患者的困惑,多给予鼓励,尤其是在患者有进步时,心理支持应贯穿治疗的始终。

（7）高血压患者运动的适应范围

1）属于低危和中危程度范围内的患者。

2）重度患者应在药物的良好控制下参加低强度运动。

3）很严重的患者应该积极采取药物治疗，暂缓参加运动。

4）根据患者的个体状况差异，如有靶器官受损等其他疾病并存的，应在控制病情前提下根据患者实际情况随时调整。

（8）不宜运动的患者类型

1）在安静状态时血压控制欠佳或超过180/105 mmHg的患者。

2）重度高血压、出现高血压危象、合并高血压脑病或急进性高血压患者。

3）高血压伴有心功能不全者。

4）原发性高血压伴有血管病变（如主动脉瓣狭窄）、肥厚型心肌病、急性感染、眼底出血、糖尿病酮症酸中毒、下肢坏疽、严重的甲状腺功能低下、肾功能不全者严禁运动。

5）此外，心电图的运动负荷实验中出现严重心律不齐、心电图ST段异常、心绞痛发作及血压急剧升高者及禁忌运动试验者，均不适宜运动疗法。

6）患者伴有运动器官损伤，如关节炎、肌肉痛者应避免运动。

7）继发性高血压应先探索疾病根源，根据其病因进行治疗。

（9）注意事项

1）对于必须进行药物治疗的病患，不能靠健身锻炼完全代替，两者相结合通常可以取得更佳效果。

2）高血压患者在运动前应常规测量血压，在每次运动结束后应马上测量，以观察血压的变化进而来调整运动处方。通常运动后15分钟左右血压应该降至运动前水平。

3）高血压患者在寒冷季节中运动应注意保暖，夏天选择凉爽处锻炼，主要采取少量多次的补水，避免在湿热天气中运动。

4）运动中保持轻松状态，不要屏息，头低位时不应低于心脏的位置，不要停留在弯腰或上肢举过头部动作上过长时间，运动期间可稍作短暂休息，防止过度疲劳。运动要持之以恒，坚持有规律的锻炼，生活中可做一些简单的家务体力活。

· 高血压患者心理治疗是怎样的？ ·

心理疗法是康复方法之一。用心理学方法，通过语言或非语言因素，对患者进行训练、教育和治疗，用以减轻或消除身体症状，改善心理精神状态，适应家庭、社会和工作环境，包括心理咨询、支持性心理治疗、领悟治疗或说理治疗、信念治疗、放松治疗、系统脱敏治疗、行为治疗、集体治疗等，有利于改善高血压患者的负性情绪。60岁以上高血压患者的心理健康水平明显低于正常人，主要表现在强迫症状、抑郁、焦虑等方面。而抑郁、焦虑等心理状态可提高血浆儿茶酚胺水平及交感神经活性，进一步加重原发性高血压病情，影响高血压的治疗效果。一些心理状态不佳的患者应该接受心理治疗。

1. 心理疗法的实施　分两步进行。第一步，由责任护士详细告诉患者所患疾病及疾病的发生、发展、治疗方式、预后等，与患者共同讨论，选择患者最希望的治疗方式，告之患者在治疗过程中应注意的和应做到的事情。第二步，在患者选择疾病治疗方法的基础上，根据每个研究对象的文化背景、文化程度、所处环境、遗传素质、个性特点的不同，进行个体心理分析，制订"心理疗法"的干预方案。

2. 心理疗法的具体措施

（1）个别心理疏导：耐心地与每一位患者交谈，听取他们的心理感受，收集详细资料，评估、分析引起患者产生负性情绪的原因，与患者共同讨论，启发和诱导患者思考、领悟。

（2）集体心理疏导：每半个月组织1次集体心理治疗，通过讲座、互动性讨论和医护人员解答疑问等方式，使患者了解调节自我情绪、适应周边环境的技巧，通过集体治疗让患者能互相关心、互相感染、互相学习、互相启发、互相激励、互相促进、互相矫正，共同承担痛苦，分享战胜疾病的快乐。

（3）放松训练：可减少心血管事件及再发，促进病情恢复。接受简单放松训练的患者表现出并发症减少，住院时间缩短。其包括运用腹式呼吸和集中注意力的想象进行渐进性肌肉放松、自我催眠、沉思、冥想及生物反馈训练。

3. 心理疗法的制订和实施的具体过程

(1) 评估分析：耐心地与患者交谈，听取心理感受，收集详细资料，评估、分析引起患者产生焦虑、抑郁的原因，对患者存在的问题给予分析，提出问题，共同讨论，启发和诱导患者思考、领悟。

(2) 心理支持：首先对患者病情表示理解和同情，耐心倾听和接受患者的描述。在对患者充分了解的情况下，结合心理方面的知识，让患者倾吐和宣泄内心积压的委屈，对患者进行合情合理的安慰和同情，给其适当的心理支持。帮助其共同面对现实社会人际关系的复杂，鼓励其接受事实，战胜自我。

(3) 提高治疗依从性：① 加强治疗指导，以患者能够理解的方式进行指导，使用亲切的语言使患者感到宽慰，根据患者需求和受教育程度提供浅显易懂的口头和书面信息，使患者正确理解问题的原因、治疗方案，促使患者家属积极配合，支持患者积极配合治疗。② 调动支持系统，鼓励患者家属和患者之间的情感互动，促进患者恢复，同时对患者家属进行适当健康教育，提醒患者家属避免过度紧张从而给患者造成更大精神压力，能够让患者在遇到应激事件时，更好应对困难、渡过难关，降低应激事件对身心健康产生的消极影响，减少心理障碍的诱发因素，降低发病率。

(4) 实施放松训练，具体分3个步骤：第一步是准备工作，向患者讲解放松程序，治疗环境应安静、轻松，使患者处于最佳、最舒适的位置，且集中精力，保持安静与平静；第二步为吸气训练，嘱患者闭眼，进行深而慢的呼吸，先深吸气，再缓慢呼气，重复数次，使患者完全安静下来；第三步指导患者放松，嘱患者在吸气时紧张肌肉，呼气时放松肌肉，交替进行。肌肉放松顺序由面部开始→前额→眼睛→鼻→颈→右腕→下臂→上臂→左腕→下臂→上臂→背→胸腹→右大腿→右小腿→右足→左大腿→左小腿→左足，依次紧张全身的每一组肌群并保持约10秒，接下来放松同一组肌群20～30秒，并注意体验放松后的感觉。顺序重复2～3次(放松训练时全身肌肉放松的顺序要事先确定，一旦执行，不随意更改，每周1次，每次10～30分钟。

（5）可以运用疏肝理气的中药治疗，如梅花加合欢皮等中药泡茶，对有些患者有明显效果，具体需根据体质辨证切脉用药。

（6）随访：从患者接受治疗开始，1～2周随访1次，3个月病情情绪稳定后，2～3周随访1次，6个月病情情绪稳定时，3～4周随访1次，随访中主要观察患者治疗的效果，药物反应及心理状况，并根据随访情况调整用药及支持性心理治疗内容；鼓励患者治疗达到足够疗程，减少复发。远期随访可获得长期效果，随访过程对患者具有持续心理支持作用。通过门诊咨询、电话、网络方式进行随访。

通过本章节内容，大家就知道心理治疗师是怎样与患者交流互动，以达到心理疏通的目的。大家需要做的，就是配合医生的方案，取得家人及周围人的帮助，自己努力放松。相信你一定能够做到！

· 为什么要强调高血压患者生活中的自我管理？ ·

高血压的治疗只有很短的时间发生在医院里，更多的是持续在患者的日常生活中。医生只能给出处方，具体怎样服用，执行得好不好，生活中饮食、运动等其他各方面配合得好不好，医生是鞭长莫及，全靠患者及家人的努力，好好管理每一天。在生活中如何监测血压、坚持服药、规律运动、合理饮食、修身养性，是高血压患者及家人必须知道的内容。只有知道了，才能更好地行动。因此，下面的内容，我们叙述得尤其详尽，希望能给患者朋友们更多的信息，更多的指导。让患者明明白白过好每一天。

· 高血压患者应该如何在生活中进行自我管理？ ·

高血压作为一种"生活方式病"，是一种缓慢进展的慢性疾病。一方面需要正规的治疗，另一方面需要系统的日常管理，双管齐下，才能达到最好的效果。目前，中国高血压的服药（治疗）率和控制率都很低。加强自我管理，重视预防保健，是高血压患者人人应该知晓和努力做到的。很多患者对高血压的认知存在误区。有相当一部分患者在治疗过程中存在不难受不服药、没有症状不吃药、血压正常就停药、不按医嘱服药、道听途说乱换药的现象。如何正确监测血压、如何正确服用药物是一门课程,应在医护人员的指导下,在日常生活中有效管理血压。

(1) 正确自我监测:血压测量是评估血压水平及观察降压疗效的主要手段。家庭自我测量血压是血压自我管理的核心内容,建议有条件的患者使用经过国际标准认证合格的上臂式自动血压计自测血压(英国高血压协会、美国仪器协会和欧洲高血压学会)。血压未达标者,一般情况建议每天早晨和晚上测量血压,每次测2～3遍,取平均值;血压控制平稳者,可每周只测1次血压。对初诊高血压或血压不稳定的高血压患者,建议连续7天(至少3天)家庭测量血压,每天早晚各1次,每次测量2～3遍,取后6天血压平均值作为参考值。最好能够详细记录每次测量血压的日期、时间及所有血压读数,而不是只记录平均值。应尽可能向医生提供完整的血压记录;家庭血压监测是观察数日、数周甚至数月、数年间长期变异情况的可行方法。通过无线通讯与互联网为基础的远程控制系统将可实现血压的实时、数字化监测;对于精神高度焦虑患者,不建议自测血压。

(2) 正规规律服药:高血压是一种慢性疾病,很多患者需要终身服药治疗。目前的药物仅能控制血压,不能根治。因此只有坚持服用药物才能保证血压一直维持在理想的范围内。良好的用药依从性是有效控制血压和减少并发症的关键。需按时服药,不可随意减服、漏服药物,告知患者常用降压药物的不良反应及用药注意事项。强调按时、按量、坚持长期合理服药的重要性和随时停药的危害,增强患者对治疗的依从性。为避免忘记服药可制作一个提醒系统,如用闹铃、手机问候语提醒(请吃药),将药放在餐桌等醒目位置,还可以让其家属提醒服药。

降压药物的半衰期不同,长效降压药一般每早服用1次,中效降压药或短效降压药一般每天服用2～3次,一天多次服用的药物宜全天均衡时间服用。对夜间及凌晨血压增高的患者可调整用药时间或在睡前加用中长效药物;建议尽量选用长效降压药,服用方便,每天一次,有利于改善治疗依从性,有利于稳定控制血压,尤其晨峰血压。

　　血压达标稳定且无不良反应的患者,一般予以长期维持治疗,长期达标,不要随意调换药物。血压控制不良或不稳定,但无不良反应者,需在专科医生指导下,加至靶剂量,或加另一种类药物,或开始两种药联合治疗或固定复方制剂。尽量使用长效降压药,以提高血压控制率。出现轻度药物不良反应的患者,可将药物适当减量。

　　高血压患者在服用降压药的同时,还会因为其他疾病需要服用药物,有些药物会诱使血压上升,加重高血压,对于此类药物,患者要在医生指导下使用,如减肥药、抗抑郁类药、甘草类药物、激素类药物、由拟肾上腺素药配制的滴眼滴鼻药、促红细胞生成素、非甾体抗炎药物、止痛药物、口服避孕药等。

　　有条件测血压者,可在清晨刚醒而未起床时,测基础血压,有利于调整药物。但勿因某次偶测血压值而自行加减药物。服扩张血管药物者,特别是老年人,要防止直立性低血压、由卧位改变到立位或转头时应缓慢,以防摔伤。

　　(3)为合理使用降压药,患者服药时应注意以下八忌。

　　1)忌擅自乱用药物。

　　2)忌不测血压,仅凭自我感受服药。

　　3)忌降压过快、过低。

　　4)忌间断服降压药。

　　5)忌无症状不服药。

　　6)忌频繁换药。

　　7)忌单纯依赖降压药。

　　8)忌降压不达"标"。

五、高血压的中医知识

·中医如何认识高血压?·

　　在中医学中,高血压属眩晕(头晕)范畴。眩即眼花,晕是头晕,两者常同时并见,故统称为眩晕。其轻者闭目可停,重者像坐车、船,旋转不定,不能站立,或伴有恶心、呕吐、汗出甚则昏倒等症状。眩晕为临床常见病证,多见于中老年人,亦可发生于青年人。本病可反复发作,妨碍正常工作及生活,严重者可发展为中风而危及生命。

高血压的病因主要有以下几个方面。

(1)情志不畅(心情不好或压力过大):长期忧郁、恼怒,气郁化火,使肝阴暗耗、风阳升动、上扰清空、发为眩晕。

(2)先天不足或年老体弱:先天禀赋不足;或高年体衰,肾精亏虚,都可使脑海空虚。或为脾肾两虚,后天气血生化乏源,不能充养脑髓,而发眩晕。

(3)慢性病或失血之后:久病不愈,气血耗伤;或房劳过度,肾精亏耗;或失血之后,气随血脱,皆可使脑失所养而发眩晕。

(4)恣食肥甘酒醴(过量食用油腻及酒肉等):饮食不节,过量食用油腻及酒肉等,伤于脾胃,聚湿生痰,痰湿中阻,清阳不升,则病眩晕。

经典病例中的苏先生属痰湿中阻,清阳不升,过量食用油腻及酒肉等,饮食不节,脾胃乃伤,脾失健运,以致水谷不化精微,聚湿生痰,痰湿中阻,则清阳不升,而病眩晕。临证多见眩晕如头裹住、头沉重;痰浊中阻,气机不利则可伴胸闷、恶心;脾阳不振,则可见少食多寐,苔亦多白腻。

(1)结合苏先生长期进食生冷肥腻之品,不喜运动,贪图过凉(空调),导致湿浊内生,高血压、高血脂、血管形成斑块。

(2)结合苏先生脉弦滑,弦主肝,滑主痰湿,舌胖大苔白腻,更支持痰湿,故予化湿去浊之法。

(3)服药后苏先生头重、胸闷、呕吐症状明显改善,血压也趋于平稳,血脂也恢复正常,也没有新斑块形成。

·中医如何治疗高血压?·

中医治疗高血压,强调辨证论治。

1.辨证要点

(1)抓住眩晕发作时的特点,辨清脏腑病位:眩晕病虽在脑袋,但与肝、脾、肾三脏功能失常密切相关。肝阴不足，肝郁化火，均可导致肝阳上亢，其眩晕兼见头胀痛、面潮红等症状。脾虚气血生化乏源，眩晕胃口差，乏力，面色㿠白等症；脾失健运，痰湿中阻，眩晕兼见胃口差、恶心、头重、耳鸣等症。肾精不足之眩晕，多兼腰酸膝软，耳鸣如蝉在叫等症。

（2）结合病程长短，发病缓急及体质状况，辨清虚实标本：晕眩以虚症居多，夹痰、夹火、夹瘀亦兼而有之。一般新病多实，久病多虚；体壮者多实，体弱者而多虚；恶心、面赤、头胀痛者多实，体倦乏力，耳鸣如蝉叫者多虚；面白而肥为气虚多痰，面黑而瘦为血虚有火，面㿠舌暗为气虚有瘀。病久长虚中夹实，虚实夹杂。

眩晕平时多以肝肾阴虚、气虚不足为本，然病急发时，多以风、火、痰、瘀等标实为主。其中阴虚多见舌红少津，脉弦细数；气血不足则见舌淡嫩，脉细弱。标实又有风性主动、火性上炎、痰性黏滞、瘀性留著之不同，临床须加辨识。

2.治疗原则　眩晕的治疗原则主要是调整阴阳。

眩晕虚者以精气虚居多，精虚者填精生髓，滋补肾阴；气血虚者宜益气养血，调补脾肾。但同时，眩晕日久，大多虚中夹实，因此在补虚之时，应根据临证表现，兼祛其实，以使邪去正可速安。如肝肾阴亏者，大多兼有风火，应在补阴之时，佐治平肝息风、泻火之剂，可免上扰之风火再灼肝肾之阴；气虚者，大多兼有血行不畅，而参入行血之剂，则更有助于气血贯通和滋生。

（1）急当泻实，先安正气：急发时以痰火为常见，痰湿中阻者，宜燥湿祛痰；肝火偏盛者，则当清肝泻火，如是则可先安正气，以免邪实之气变生它端。

（2）治重调气，平衡阴阳：眩晕发病，阴虚阳亢、阴不制阳者居多，治当滋养肝肾，平肝潜阳，平衡阴阳。同时，从气机上来讲，多数为气机逆上作乱，亦有一部分是气陷不升，或气血停滞而不相继，所以在治疗上也应注意对气机的调整，或平或抑，或升或通，正是所宜。在平时的调护上也要强调保持气机的平和，情志不可过于波动。

（3）分型论治

1）肝阳上亢（大多患者属这一证型）

主症特点：眩晕耳鸣，遇劳、恼怒加重，肢麻震颤，失眠多梦，腰膝酸软，或颜面潮红，舌红苔黄，脉弦细数。

治法：平肝潜阳，滋养肝肾。

方药：天麻钩藤饮（目前部分医院有颗粒剂）。

方中天麻祛风潜阳、止眩晕及头痛，钩藤清热息风降火，两药并用平肝潜阳；石决明清肝镇肝潜阳；黄芩、山栀清肝泻火；牛膝、杜仲、桑寄生补益肝肾；茯神、夜交藤养血安神；宜母草清热活血。全方共奏平肝潜阳，滋补肝肾之功。

2）肝火上炎

主症特点：头晕且痛，目赤口苦，胸胁胀痛，烦躁易怒，寐少多梦，舌红苔黄腻，脉弦数。

治法：清肝泻火。

方药：龙胆泻肝汤加味。

3）痰浊上蒙

主症特点：头重如布蒙，视物旋转，胸闷作恶，呕吐痰涎，苔白腻，脉弦滑。

治法：燥湿祛痰，健脾如胃。

方药：半夏白术天麻汤加味。

4）气血亏虚

主症特点：头晕目眩，动则加剧，遇劳则发，面色㿠白，神疲乏力，心悸少寐，舌淡苔薄白，脉细弱。

治法：补养气血，健运脾胃。

方药：归脾汤（或归脾丸）。

方中黄芪益气生血，当归补血活血，为当归补血汤，以补气生血；党参、白术、茯神健脾安神，脾健则气血生化有源；龙眼肉补血养心；枣仁、远志养血安神；木香调理气机，健运脾胃；甘草调和诸药。全方有补养气血、健运脾胃之功效。

5）肝肾阴虚

主症特点：晕眩久发不已，视力减退，两目干涩，少寐健忘，心烦口干，耳鸣，神疲乏力，腰酸膝软，舌红苔薄，脉弦细。

治法：滋补肝肾，养阴填精。

方药：左归丸。

6）瘀血阻窍

主症特点：眩晕头痛，兼见健忘，失眠，心悸，精神不振，耳鸣耳聋，面唇紫暗，舌有瘀点或瘀斑，脉弦涩，细涩。

治法：活血祛瘀通窍。

方药：通窍活血汤。

· 对高血压患者从中医养生角度有什么建议？·

1. 起居调养法　养成规律的生活习惯，劳逸结合，戒过度劳累，保持精神舒畅，保证充足睡眠，脑力劳动者避免用脑过多。控制饮食，减轻体重。体位改变时应注意动作缓慢，如久蹲后缓慢站起，睡醒后不要突然下床。高血压患者冬季要特别注意防寒保暖，天气变冷时尤其是寒潮到来时，应及时加衣防寒。

2. 饮食调养法　戒烟酒，进低盐、低脂、易消化食物。平时可常服食药茶，有助于平稳降压。

3. 练功调养法　取坐位练放松功。练功时意守丹田，耳不旁听，目不远视，心静神凝，引气血下行，反复默念放松，全身肌肉放松呼吸自然。开始练10分钟，渐增加到30分钟，每天2次。太极拳动作柔和，可使肌肉放松、血管松弛，促使血压下降。打一套太极拳或做气功（放松功、站桩功），收缩压可一次性地下降10 mmHg。

4. 精神调摄法　人的精神状态和情志变化，与疾病的发生发展有密切关系。高血压患者在大喜、大悲、盛怒、惊恐时，常全身血管过度收缩，血压突然升高及脑血管活动失调，导致脑出血的发生。因此，高血压患者要善于控制自己的情感，保持情绪的相对稳定。

5. 药物调养法

（1）牛黄降压丸，每次2丸，每天2次，用于有头眩晕、头痛、失眠、耳鸣者。

（2）复方罗布麻片，每次2片，每天3次，用于头晕、心悸、失眠者。

（3）当归龙荟丸，每次9g，每天1～2次，用于面红目赤、大便干、小便黄者。

（4）脑立清：每次10粒，每天2次。本药由磁石、代赭石、珍珠母等组成，镇肝降逆，主治肝阳上亢引起的头痛头胀。

（5）珍菊降压片：每次1～2片，每天2～3次。珍菊降压片为中西药合用，须根据血压变化调整剂量。

（6）杞菊地黄丸：每次6g，每天2次。本方滋养肝肾，益精明目，可以常服。

（7）复方羚羊降压片：每次4片，每日3次。本方由羚羊角、桑寄生、夏枯草、黄芩组成，具有清肝火、降压作用。

6. 其他调养法

（1）外治法

1）钩藤20g，冰片少许。将钩藤剪碎，布包冰片少许放入盆内加温水洗脚，每次30～40分钟，早晚各1次，10天为1个疗程。

2）吴茱萸20g，研细末，用醋调成糊状，于晚上敷于涌泉穴，外用胶布固定，次日清晨去除，每次敷一足，左右交替，14天为1个疗程。

3）桃仁12g，红花5，杏仁9g，胡椒9粒，鸡蛋1只。先将前四药和匀，磨成细粉，再加入鸡蛋清调成糊状，每晚于临睡前敷于涌泉穴，外用胶布固定，次日清晨去除，每次敷一足，左右交替，14天为1个疗程。

（2）按摩调养法：早晚各1次。用双手拇指指腹分别按揉两侧涌泉穴100下，然后用两手掌从前额开始向头顶后方推压至枕骨部，继而反掌，用两小指内侧推压耳后至风池穴，再用手背由颈部两侧向下推压颈动脉至胸前方。如此连续操作10～20遍，自觉头部轻松，长期坚持，可获良效。

(3) 洗足法: 钩藤(后下)20 g, 夏枯草15 g, 桑枝15 g, 磁石30 g, 水煎取汁, 浸泡双足, 每天1次, 每次30～45分钟, 10天为1个疗程。

(4) 药枕法

1) 天麻100 g, 菊花100 g, 夏枯草100 g, 白芍150 g, 灯心草200 g, 甘草50 g。磨成粗粉, 装入纱布袋中, 制成枕芯, 每晚枕于风池、风府、大椎穴下, 1个月换药1次。

2) 菊花1 000 g, 川芎400 g, 丹皮、白芷各200 g, 用洁净布缝枕袋, 装入上药当枕头, 供睡眠时用。

(5) 药围巾: 天麻100 g, 白菊花100 g, 橘皮60 g, 茯苓100 g, 决明子100 g。将天麻、白菊花、橘皮、茯苓、决明子和匀, 磨成粗粉, 装入长条形布袋中, 围于颈项部一圈。外用胶布固定, 3天换药1次。

· 高血压患者有哪些食疗推荐? ·

(1) 芹菜或茼蒿菜250 g, 洗净后开水烫2分钟, 切细捣烂饮汁, 每次1杯, 每天2次。

(2) 鲜山楂10枚, 白糖30 g, 捣烂加糖煎煮至烂, 吃山楂饮汤, 每天1次。

(3) 蚕豆花茶: 鲜蚕豆花50 g(或干品20 g), 用水煎后代茶饮用或直接冲服。蚕豆花能清热降压、止血, 适用于高血压患者。

(4) 芹菜粥: 芹菜连根120 g, 粳米15 g, 将芹菜连根切碎, 粳米洗净, 放入锅中加水适量, 煮成菜粥, 加入调味品, 经常服食。芹菜营养丰富, 并有降压、安神的功效。

(5) 野菊花15 g, 决明子15 g, 豨莶草15 g, 水煎每天1剂, 分2次服。

(6) 玉米须25～30 g, 水煎, 每天1剂, 分3次服。

(7) 天麻20 g, 烧汤或粉冲服。

(8) 海带(昆布)30 g, 决明子30 g。将海带洗净去盐, 浸泡2小时, 连汤放入砂锅, 再加决明子煎1小时以上, 饮汤, 海带可吃, 血压不太高者, 每天1剂; 病重者, 可每天2剂。

（9）生芹菜200 g，蜜蜂适量，将生芹菜去根洗净，捣烂，榨取汁液，在汁液中加入等量蜂蜜，调匀即成，每次服40 mL，每天服3次。

（10）海带、薏苡仁各30 g，鸡蛋3颗，盐、猪油、味精及胡椒粉适量。海带洗净，切条状，薏苡仁洗净，加水共放入高压锅内将海带、薏苡仁炖至极烂，连汤备用，将锅至旺火上，放猪油适量，将打匀的鸡蛋炒熟，随即将海带、薏苡仁连汤倒入，加盐、胡椒粉适量，临起锅时加味精，随食量食用，每天1次。

（11）白木耳、黑木耳各30 g，冰糖30 g，双耳用温水泡发，摘除蒂柄，出去杂质，与冰糖及适量清水同置碗中，上笼蒸约1小时，至木耳熟烂，食木耳饮汤，每天2次。

（12）天麻30 g，鲫鱼1条，加料，隔水蒸。

（13）燕麦片100 g，玉竹30 g，蜂蜜适量，玉竹用冷水泡发，煮沸20分钟后取汁，再加清水煮沸20分钟取汁，合并2次药汁，加入麦片煮开，用文火熬煮成稠粥，加蜂蜜食用，每天2次，饭前、饭后服均可。

（14）钩藤500 g，拣去老梗及杂质，洗净，晒干备用，每次30 g，每天2次，沸水冲泡，代茶饮。

（15）鲜茼蒿菜500 g，洗、切、捣烂取汁，每次服一酒杯，温开水和服，每天2次。

（16）白木耳或黑木耳50 g，冰糖15 g。清水浸泡1夜，于饭锅上蒸1~2小时，加入冰糖，于睡前服。

（17）鲜棕榈花30 g。水煎服，每天2次，饭后服。

（18）柠檬1个。水煎，可食可饮，常服有效。

（19）莲子心（莲子中的胚芽）2~3 g，以开水沏代茶饮用。

（20）天麻600 g，酒少许，将天麻酒润切片，焙干为末，每次5~10 g，开水冲服，每天1~2次。

（21）生菜籽30 g，蜂蜜适量。将生菜籽打粉后水煎浓缩，加入蜂蜜，空腹分2次服，每天1剂。

（22）鲜山楂、苹果各50 g，鲜芹菜3根，冰糖30 g，把苹果、山楂、芹菜切碎加水，隔水蒸30分钟，加入冰糖，渣汤同食，每天1剂。

（23）向日葵花托1个，红枣20枚。以清水3碗，煎至1碗，饮汤食红枣。

（24）黑芝麻、胡桃肉20g，冬桑叶20g，水煎，去冬桑叶，分2～3次渣汤同服，每天1剂。

（25）黄羊角100g，将羊角研成细粉，每次服3～6g，每天服3次。

附 降压按摩操

高血压病是一个重大慢性病，已成为我国重大的公共卫生问题。长期服用多种西药降压药所产生的毒副作用，是造成依从性差、控制率低的主要原因。经研究表明，非药物的治疗对早期初发的高血压患者具有明显降压效果，因此，非药物治疗应该成为预防高血压病的首选。导引功法具有独特的医疗保健作用，它的降压作用优于一般运动疗法，而且没有毒副作用，简便易行，疗效确切，易于推广。

降压按摩操是上海中医药大学附属曙光医院艾静主任医师及其团队，根据多年的临床经验，结合中医经络理论及中风、眩晕病机编制的一套以降压调神为主的自我保健按摩操，由八套动作组成，它的主要功用有平肝潜阳、调畅气血、清心泻火、镇静安神、滋水涵木、通关开窍、交通心肾、升清降浊，能广泛地运用于各个症型的高血压病，它的主要特点是缓解症状、辅助降压，对高血压病的早期治疗、病后康复，均有良好的作用。如果与健身"八段锦"配合锻炼，效果会更好。

·降压按摩操的优势·

它是一种导引按摩操，是在医务人员的辅导下，自我操练为主的保健功法，它适合各级医疗养身保健、养老机构，实施治疗、预防、保健、康复的多位一体的防治高血压病的导引功法。它不需要占用大型的场地和专业设备，不受天气影响及时间限制，视频引导，简便易学，不需要专业技术人员全程协助，几乎是零成本，但获益较高的一种中医适宜技术。

·降压按摩操的技术要求·

1. 准备工作及环境要求　基本不受环境、场地、器械、天气的限制，练习时应该衣着宽松的便服或者运动服，保持室内空气流通，可以选择有镜面的位置以纠正自身的动作；环境温度在18～32℃为宜。

练功时保持手的清洁，体位取坐位、卧位皆可，松静自然，双臂自然下垂，身体保持正直，全身放松，两眼轻闭均匀呼吸。手法要求取穴准确，按穴强度适中，尽量柔和、均匀、有力、深透，以酸麻胀为度；时间以次数计算32～64次，以节拍计算四八拍或者八八拍，年老体弱者强度和时间酌减。

2. 适宜的人群　适合于高血压易患人群及高血压患者，以及各级各类医疗机构及养老机构的适宜人群。

3. 注意事项

（1）在操练过程中情绪不宜过于激动，不宜过饥过饱，衣着要宽松，不留长甲，以免抓伤皮肤，颈部按摩时避免触碰颈动脉窦。如果同时两侧按压颈动脉窦，容易导致一过性的晕厥。

（2）锻炼期间不可擅自停服原有的降压药物，饮食起居合理规律，不宜过饮咖啡、浓茶、烈酒。

（3）高血压患者操作的强度和时间应大于高血压易患人群。操作过程如果发生症状加重，应立即停止，并及时测量血压。如果血压偏低，应静卧休息；如血压偏高，应予以适当的降压处理；如未得到缓解，应进入正常的医疗程序。

4. 禁忌　病情不稳定的重症高血压，如急进性高血压或高血压危象者不宜操练。局部有皮肤红肿破溃者不宜操练。

·降压按摩操的技术内容（口诀）·

搓手运眼养睛明　十指梳头活经络
升清降浊点百会　耳前项后健脑肾
上肢四穴调气血　足心拇指常点揉
小腿内外上下循　胆肝两经时敲压

第一节　搓手运眼养睛明

动作一：将两手掌互相搓热，曲指并拢罩于眼上，眼球顺时针运转4次，逆时针运转4次，交替进行各4次。

动作二：双拇指揉按太阳穴，以左右食指第二指节内侧面，上下轮刮眼眶。上眼眶从印堂穴开始，沿眉弓经过攒竹、鱼腰、到丝竹空为止，下眼眶从内眼眶至外眼眶止，先上后下轮刮，反复10次。

动作要点：四指并拢，轮刮动作轻柔，揉按力度不宜过大。

功用：清肝明目，消除疲劳。

第二节　十指梳头活经络

活动手指关节，两手手指分开成爪形。由前发际向后发际至风池穴，从中至两侧梳理头部，每至风池穴将此穴按压两次，梳理共8次。

动作要点：两手指尖与指腹循头部经络梳理，以头皮有压迫感手指可以顺利滑动为度。

功用：疏通经络，行气活血。

第三节　升清降浊点百会

动作一：伸出右手中指，将食指置于中指上，将拇指顶于中指下，点按头部正中百会穴64次，同时缩紧前后阴。

动作二：左手掌在下，右手掌在上，两手劳宫穴重叠，对准百会穴，顺时针按摩百会8圈，换手逆时针按摩百会8圈，最后用右手直掌轻拍8次。

第四节　耳前项后健脑肾

动作一：食指和中指夹于耳屏前后，拇指置于下颌角后方，上下揉擦32次，发热为宜。

动作二：将一侧手掌贴于项后揉擦32次，以项部发热为宜。

动作三：右手捏拿左肩的肩井穴，也是肩部正中肌肉16次，左手交替捏拿右肩的肩井穴16次。

动作要点：揉擦力度适中，以发热、酸胀为度。

功用：聪耳消鸣，益肾壮督。

第五节　上肢四穴调气血

动作一：左手前臂屈曲90度置于腹前，掌心向里，右手大拇指按于曲池穴点揉32下，左右交替。

动作二：左掌心倾斜45度，右手托住左前臂，拇指点按内关穴，点揉32下，左右交替。

动作三：右手拇指与食指按拿左手合谷穴32下，左右交替。

动作四：双手虎口相交，右手食指点揉列缺穴32下，左右交替。

动作要点：点揉均匀有力，穴位处有酸麻胀的感觉。

功用：调补心肺，清心泻火。

第六节　足心拇指常点揉

动作一：取坐位，右手托左足置于右膝上，右手拇指置涌泉，余四指握扶足背按揉32次。

动作二：右手拇指置大敦、太冲，余四指握扶足底按揉各32次，左右交替。

动作要点：点揉应均匀用力，可配合点按。点揉时有轻微的酸麻胀感，点揉后有头目的清爽感觉。

功用：滋肾益气，潜阳疏肝。

第七节　小腿内外上下循

动作一：取坐位，右手托左足置于右膝上，左手扶左膝，右掌心向上，右手拇指与其余四指对压于左侧足跟内外太溪和昆仑，沿小腿足少阴肾经、足厥阴肝经、足太阳膀胱经、足少阳胆经，向上对按至膝后（阴陵泉穴）。其中三阴交穴揉按时间适当延长。

动作二：掌心向下，右手拇指与其余四指对压于左侧内外膝眼（犊鼻），沿足太阴脾经、足阳明胃经，向下对按至商丘穴、中封穴和丘墟穴。其中足三里穴揉按时间适当延长，反复上下对捏做6次，左右交替。

动作要点：对捏力度稍重，有酸胀感为宜，反复对捏后应觉所过皮肤处有微热感。循经过程中在重点穴位稍作停留重压。

功用：舒活肾经气血，调节全身气机。

第八节　胆肝两经时敲压

动作一：敲足少阳胆经。双手半握拳，由日月始至阳陵泉止，沿足少阳胆经的循行路线由上而下反复敲打，与动作二交替6次。

动作二：压足厥阴肝经。用双手指掌由阴包始至期门止，沿厥阴肝经的循行路线由下而上柔按，与动作一交替6次。

动作要点：揉按足厥阴肝经时动作轻柔，敲击足少阳胆经时手腕放松，半握拳叩击，力度适中，以舒畅为度。

功用：理气泄浊，调畅气机。

·降压按摩操的应用推广·

该项目已纳入国家中医药管理局、中华中医药协会中医治未病标准的制订项目"中医治未病技术操作规范"，由上海中医药大学附属曙光医院承担，目前已通过终审即将发布。自2008年至今已经由上海浦东新区、徐汇区、宝山区等六家社区服务中心进行验证推广，如今已拓展推广至各级各类级医疗机构，并辐射到北京、黑龙江、广东、重庆、新疆等多家医疗机构运用推广，都取得了满意疗效。希望降压按摩操在各级医疗、养身保健、养老等机构，健康宣教日常保健时广泛运用，从而对高血压防治工作做出它应有的贡献。

减压按摩操视频可扫描下列二维码观看。

主要参考文献

《中国高血压基层管理指南》修订委员会.中国高血压基层管理指南(修订版).中国医学前沿杂志电子版,2015,30(7):18-40.

国家心血管病中心.中国心血管病报告2014.北京:中国大百科全书出版社,2015.

中华医学会内分泌学分会肾上腺学组.原发性醛固酮增多症诊断治疗的专家共识.中华内分泌代谢杂志,2016,32(03):188-195.

国家卫生和计划生育委员会疾病预防控制局.中国居民营养与慢性病状况报告(2015).北京:人民卫生出版社,2016.

中国医师协会.中国高血压防治现状蓝皮书.北京:人民卫生出版社,2015.

李南方,孙宁玲.高血压临床诊疗规范.北京:中国医药科技出版社,2016.

孙宁玲,吴海英.高血压专业诊治常规.北京:中国医药科技出版社,2016.

高平进,孙宁玲.高血压临床技术规范.北京:中国医药科技出版社,2016.

陈湘君.中医内科学.上海:科技出版社,2010.

程旻娜.上海市疾病预防控制中心.2017年上海市高血压年会优秀论文集,2017.

周虹,邢之华,刘卫平,等.动态血压分析天麻钩藤饮的降压效果.湖南中医学院学报,2015,25(4).

颜德馨.常见病的中医自诊和调治.上海:上海教育出版社,2002.

易磊.中医验方大全.北京:人民文学出版社,2014.

主 编 信 息

·基本信息·

陈建华,男,上海中医药大学附属上海市中西医结合医院内科副主任医师、硕士研究生导师,从医30年,现为上海市心血管(高血压)专家委员会委员、上海市疾病预防控制中心(心血管)高血压防治专家小组成员(该小组为上海市人民政府制定高血压相关政策的专家顾问团)、上海市科学技术委员会专家库成员及特约项目评审专家、上海市心脑同治专家委员会委员、上海市卫生和计划生育委员会考官,与外单位合作主持国家自然科学基金项目,主持上海交通大学医学院及上海市卫生和计划生育委员会多项科研项目,已发表专业论文20余篇,主编书籍7本,并参加上海书展及受邀上海科普节特约专家,各类报纸发表文章20余篇,并作客上海电视台、上海教育电视台访谈类节目多次。曾跟随著名老中医叶郎清教授、主任医师学习(叶老曾多次为毛泽东同志治病)。

·擅长领域·

擅长中西医结合治疗内科疑难杂症,尤其对难治性高血压、头晕、胸闷、心慌、腹胀、水肿、乏力、失眠、夜尿多等有独到见解。除此之外,还擅长肿瘤及中医健康调理、治未病等。

·门诊时间·

专家门诊:每周三下午;特需门诊:每周一下午;特约膏方门诊:另行预约。

· **基本信息** ·

朱彦琪，女，1976年生。上海市第一人民医院心内科副主任医师。中国医师协会高血压专业委员会青年学组委员，上海医学会心血管分会高血压专业委员会青年委员，中国医药信息学会心力衰竭信息学专业委员会委员。中国医师协会全科分会"阳光社区慢病管理学院"导师，上海市松江区全科医师培训导师。

· **擅长领域** ·

擅长高血压、心力衰竭、冠心病等心血管疾病的无创诊治及慢性管理，以及心血管危急重症的监护治疗。

· **门诊时间** ·

专家门诊：周四上午。